2025

基层卫生综合改革典型案例

国家卫生健康委员会基层卫生健康司
国家卫生健康委卫生发展研究中心 | 组织编写

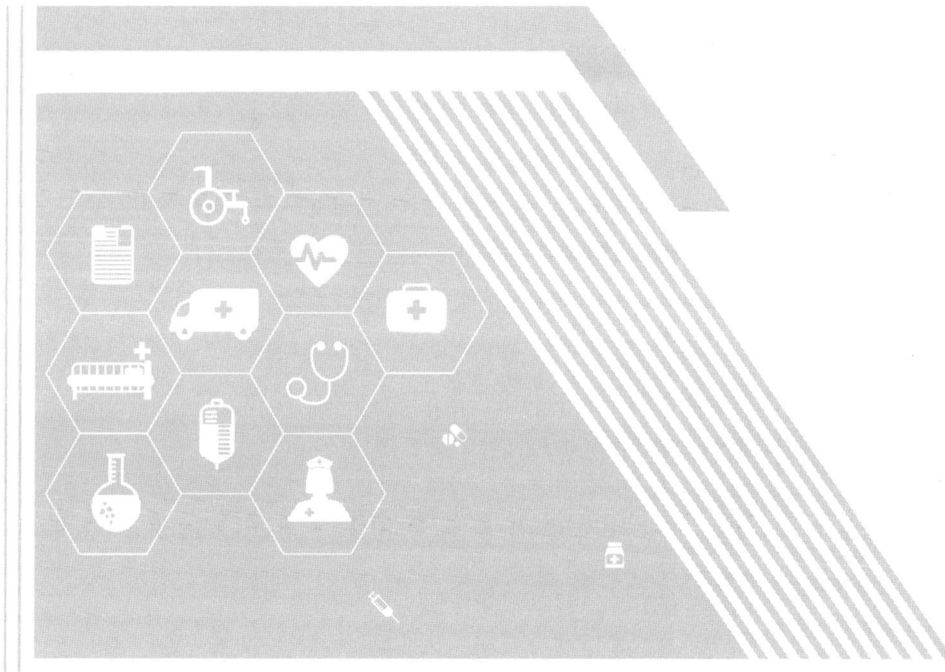

人民卫生出版社
·北 京·

图书在版编目（CIP）数据

基层卫生综合改革典型案例．2025 / 国家卫生健康委员会基层卫生健康司，国家卫生健康委卫生发展研究中心组织编写．-- 北京 ：人民卫生出版社，2025. 8.
ISBN 978-7-117-38322-6

Ⅰ. R199. 2

中国国家版本馆 CIP 数据核字第 20253K7F29 号

人卫智网	www.ipmph.com	医学教育、学术、考试、健康，购书智慧智能综合服务平台
人卫官网	www.pmph.com	人卫官方资讯发布平台

基层卫生综合改革典型案例 2025
Jiceng Weisheng Zonghe Gaige Dianxing Anli 2025

组织编写：国家卫生健康委员会基层卫生健康司
国家卫生健康委卫生发展研究中心
出版发行：人民卫生出版社（中继线 010-59780011）
地　　址：北京市朝阳区潘家园南里 19 号
邮　　编：100021
E - mail：pmph @ pmph.com
购书热线：010-59787592　010-59787584　010-65264830
印　　刷：北京瑞禾彩色印刷有限公司
经　　销：新华书店
开　　本：710 × 1000　1/16　　印张：14
字　　数：202 千字
版　　次：2025 年 8 月第 1 版
印　　次：2025 年 8 月第 1 次印刷
标准书号：ISBN 978-7-117-38322-6
定　　价：59.00 元
打击盗版举报电话：010-59787491　E-mail：WQ @ pmph.com
质量问题联系电话：010-59787234　E-mail：zhiliang @ pmph.com
数字融合服务电话：4001118166　E-mail：zengzhi @ pmph.com

《基层卫生综合改革典型案例 2025》
编委会

前　言

基层卫生健康事业是保障全民健康的第一道防线，其改革成效直接关系到健康中国战略的落地生根。2025 年是“十四五”规划收官之年，基层卫生健康工作仍需持续深入改革、不断创新，以适应人民群众日益增长的健康需求。因此，国家卫生健康委员会基层卫生健康司《关于印发 2025 年基层卫生健康工作要点的函》(国卫基层综合便函〔2025〕1 号）提出五大核心改革方向：一是强体系。以紧密型县域医共体建设为抓手，推动人员、服务、技术、管理下沉，实现 90% 以上的县市建成紧密型县域医共体等目标，构建上下联动的整合型服务体系。二是育人才。通过实施大学生乡村医生专项计划、“县管乡用、乡聘村用”政策及基层人才能力提升培训，优化乡村医生队伍结构，壮大基层服务力量。三是优服务。以家庭医生签约服务“六个拓展”为核心，采取个性化服务包、长期处方、上门随访等举措，2025 年全人群签约覆盖率较上年度提升 1~3 个百分点；同时，推进“签约有感”行动，不断提升群众获得感。四是促连续。做实“一老一小”健康管理和慢性病分级服务，将膳食运动指导嵌入诊疗系统，推动基本公共卫生服务提质增效。五是重治理。通过整合监测评价体系、加强机构监管及推进基层卫生健康综合试验区建设，形成“以评促建、以点带面”的改革推进机制。本书收录的典型案例为上述五大核心改革提供了实践范本。

2025 年是《基层卫生综合改革典型案例》连续出版的第 8 年，每年通过遴选、编印典型案例图书，不仅宣传和传播了各地亮点做法和典型经验，而且促进了各地在改革中积极探索、勇于创新，同时也激发了各地总结典型经验的积极性。前期采取地方推荐、现场调研、会议交流、直接投稿等形式，收集了 2024—2025 年度基层卫生综合改革 300 余篇案例。在遴选典型案例时，不仅考虑东部、中部、西部地区的代表性，而且注重各地改革的创新性和先进性，同时注重撰写结构的合理性、文字表述的通畅性。本书最终共纳入 46 篇典型案例，分为八个部分：第一部分乡村医疗卫生体系建设 / 综合改革（7 篇），第二部分服务能力提升（7 篇），第三部分服务模式创新（4 篇），第四部分家庭医生签约服务（6 篇），第五部分基层卫生人才队伍建设（6 篇），第六部分医防融合 / 慢性病管理（7 篇），第七部分基本公共卫生服务（5 篇），第八部分信息化赋能基层（4 篇）。紧密型县域医疗卫生共同体建设独立编辑典型案例并出版图书。

感谢各地卫生健康行政部门和基层医疗卫生机构提供的典型案例，感谢各位专家对典型案例的精心筛选。

我们将继续围绕基层卫生健康重点工作编写典型案例，欢迎各地踊跃投稿。本书难免存在不足之处，敬请各位读者提出宝贵意见。

国家卫生健康委员会基层卫生健康司

国家卫生健康委卫生发展研究中心

2025 年 4 月

目　录

第一部分　乡村医疗卫生体系建设 / 综合改革

第二部分　服务能力提升

第三部分　服务模式创新

第四部分　家庭医生签约服务

第五部分　基层卫生人才队伍建设

第六部分　医防融合 / 慢性病管理

第七部分 基本公共卫生服务

第八部分 信息化赋能基层

第一部分

乡村医疗卫生体系建设 / 综合改革

强体系、提能力、优服务
筑牢健康岛基层卫生健康高质量发展根基

海南省

近年来，海南省紧盯海南自由贸易港建设的国家战略，认真践行新时代党的卫生健康工作方针中“以基层为重点”的工作要求，以“人均预期寿命达到81岁目标”为统领，全面推进健康海南建设，坚持问题导向、目标导向、结果导向，系统谋划、久久为功，采取一系列措施，推动全省基层卫生健康工作高质量发展。

一、强基固本，织密基层医疗卫生体系

（一）加大硬件投入，提升基层医疗卫生机构标准化建设水平

一是实施基层医疗卫生机构标准化建设项目。全省各级财政于2018年一次性投入30多亿元，为乡镇卫生院和社区卫生服务中心新建或改扩建业务用房和周转房等配套设施，并统一配置必要的医疗设备。**二是实施村卫生室标准化建设和高质量发展项目。**省财政于2024年一次性投入4亿余元，加强村卫生室软硬件建设，为305家业务用房面积不达标或产权为私人所有的村卫生室开展业务用房标准化建设，新建村卫生室业务用房面积不低于100平米，并实现全省村卫生室房屋公有产权全覆盖。同时，列入省政府为民办实事项目，为全省每个村卫生室配齐自动体外除颤器（AED）等急救设备。

（二）强化体系重构，推动优质医疗资源扩容下沉并向群众身边延伸

按照“全省一盘棋、全岛同城化”的原则，省政府办公厅印发《海南省关于构建网格化紧密型医疗卫生服务体系的实施意见》，系统设计和

科学调整全省医疗卫生机构布局，推动全省卫生健康工作重心下移、资源下沉。**一是聚焦大病不出岛，推动国家区域医疗中心和省级临床医学中心建设。**4家国家区域医疗中心已获批落地建设。同时，省财政投入10亿元支持三级公立医院打造50个省级临床医学中心。**二是聚焦常见病、多发病不出市县，全面开展城市医疗集团和县域医共体建设。**全省共建成公益性城市医疗集团6个，紧密型县域医共体22个，在15个县（包括县级市）建立影像中心、心电中心、检验中心、消毒供应中心及远程会诊中心，推行“基层检查、上级诊断”服务模式，实现县域检查检验质量同质化和结果互认。**三是聚焦小病不进城，全面实施优质医疗资源逐级下沉计划。**推动省属优质医疗资源下沉市县，由三家省属医院按东、中、西三条线，分别托管（或技术帮扶）各市县人民医院，提升其服务能力。推动紧密型医共体牵头医院落实以人员下沉为主的“四个下沉”要求，实现每家基层医疗卫生机构至少有3名牵头医院医务人员长期驻点帮扶。推动乡镇卫生院采取巡诊、派驻服务等方式帮助薄弱村卫生室解决村民看病就医需求。同时，从人员编制保障、人员选拔任用、绩效分配、职称制度改革等方面建立保障措施，有力推动医疗资源逐级下沉，如在职称制度改革方面，公立医疗机构医师原则上晋升高级职称前，须到二级及以下医疗卫生机构连续服务至少满1年，其间暂停原机构的处方权。

（三）突出改革牵引，充分激发基层活力和调动基层医务人员积极性

一是开展基层卫生人才激励机制改革。建立基层卫生人才乡镇工作补贴政策，按照市县发达程度、地域距离、职称高低设定每人每月500~10 000元不等的补贴标准（不包括基本工资和绩效工资）。同时，对于有意愿且符合条件的基层卫生专业技术人员，允许在县城购买一套安居房。**二是启动新一轮基层卫生综合改革。**2023年10月，省委办公厅、省政府办公厅联合印发《海南省推进新时代基层卫生综合改革实施方案》，全面启动新一轮基层卫生综合改革，包括全面实行“一类保障、二类管理”、全面落实“两个允许”要求、全面设立全科医生岗位津贴制度等，逐步缩小基层医疗卫生机构与当地县级医院医务人员收入差距。**三是全面推进乡村一体化改革。**2024年在全省全面推开乡村一体化改

革，推动所有村卫生室法定代表人由所属乡镇卫生院法定代表人兼任，符合条件的乡村医生全部与所属乡镇卫生院签订劳动合同，并由所属乡镇卫生院为村医购买医责险和缴纳社会保险，彻底解决村医队伍长期以来“半医半农”的身份和养老问题。从 2024 年起，省、市（县）财政按 7∶3 比例为每个村卫生室发放每年 9 000 元的运营补助，有力保障了村卫生室的平稳运行。

二、三驱赋能，强化数智人才能级跃迁

（一）强化科技赋能，快速提升基层医疗卫生服务能力

省财政一次性投入 2 亿元，实施基于 5G 物联网的基层医疗卫生机构能力提升工程，实现 5G 医疗覆盖到县乡村。**一是筑网底。**为全省所有村卫生室配备多功能健康一体机和心电图机、胎心监测仪等智慧诊疗设备，将 10 余项常规检查检验项目下沉到村卫生室。截至 2025 年 4 月，全省村卫生室以智慧化手段发现心肌梗死早期患者 402 人，有效提升乡村医生的诊疗能力和服务效率。**二是强枢纽。**为全省所有乡镇卫生院配备便携式 B 超、动态心电和眼底照相等远程诊疗设备，同时利用原有的影像设备，上联医共体资源共享中心，建设基于 AI 算法的质控和智能辅助诊断系统，全面推行“基层检查、上级诊断”新模式。**三是抓龙头。**依托省级医院成立七大 5G 远程诊断中心，加强对医共体牵头医院影像、心电等资源共享中心业务指导和质量控制。

（二）加强信息支撑，实现居民健康数据互联互通和开放共享

一是打破信息壁垒。建成“三医联动”一张网项目，横向打通医共体、家庭医生签约服务等 13 个基层卫生相关系统，纵向打通基层医疗卫生机构与二三级医院之间的数据烟囱。**二是注重数据便民。**依托“三医联动”一张网，为每位居民建立一份动态更新的涵盖个人全生命周期“三医”健康档案，接诊医生经授权可跨区域、跨机构查阅患者健康档案，为系统全面做出疾病诊断提供参考依据。同时，居民可在线便捷查阅电子健康档案信息，更好地加强自我健康管理。**三是强化数据增效。**创新开展糖尿病患者数字疗法健康管理试点，开发标准化的数字产品，

快速提升基层医务人员慢性病管理能力，通过基层医务人员为患者提供精准干预和指导服务。

（三）注重人才要素，全方位加强基层卫生人才队伍建设

一是注重基层卫生人才培养。扩大农村订单定向医学生招生规模至每年 400 名；实施乡村振兴“村医培养工程”，每年定向培养 180 名乡村医生；实施乡村医生学历提升计划，每年委托海南医科大学对 350 名乡村医生开展学历教育。全省乡镇卫生院卫生技术人员大专及以上学历占比提升至 61.1%，乡村医生中执业（助理）医师占比达到 44.5%。**二是完善基层医疗卫生人才招聘机制。**实施“县属乡用”“乡属村用”政策，共招聘 665 人充实到基层卫生队伍。实施“大学生乡村医生招聘计划”，历史性入编招聘 66 名大学生乡村医生。**三是做好基层卫生人才使用评价。**允许“定向评价、定向使用”的基层高级专业技术岗位实行总量控制、比例单列，不占市县高级专业技术岗位结构比例；允许基层卫生专业技术人员工作累计 30 年及以上，且年龄在 50 周岁及以上的人员，可不参加考试，直接申报参评副高级职称。

三、提质增效，增进群众就医健康福祉

（一）创新服务模式，实施“2+3”健康服务包项目

针对严重影响全省广大群众健康水平、疾病负担和人均预期寿命的高血压、糖尿病、结核病、肝炎、严重精神障碍共 5 种疾病（简称“2+3”疾病），省政府印发方案在全省范围内实施“2+3”健康服务包项目，省财政每年投入 6 000 万元，用于“2+3”疾病的“筛、防、治、管”工作。**一是实现“应筛尽筛”。**截至 2024 年底，全省累计完成高血压筛查 524.5 万人、筛查率为 97.8%；糖尿病筛查 512.7 万人、筛查率为 95.6%；乙肝筛查 687.4 万人、筛查率为 95.7%；重点人群结核病筛查 274 万人和严重精神障碍患者筛查 103.1 万人，实现应筛尽筛。**二是推动“应防尽防”。**推动将“20~40 岁人群乙肝病毒表面抗原和抗体均阴性人群免费补种乙肝疫苗”纳入为民办实事项目。推动二级及以上医疗机构开展早期肝癌筛查监测工作，已发现早期肝癌患者 94 例。**三是做到“应治尽治”。**推动

紧密型医共体牵头医院建设慢性病管理中心、乡镇卫生院建设慢性病一体化门诊、村卫生室设置慢性病服务点，全省高血压、糖尿病患者和乙肝患者治疗率均达到 70% 的目标要求。**四是落实“应管尽管”。**率先在全国对乙肝患者参照基本公共卫生服务项目进行管理，按照服务人口人均 0.68 元标准安排经费，对确诊乙肝患者每季度开展一次健康随访。

（二）强化“六个拓展”，重塑家庭医生签约服务体系

一是壮大家庭医生团队。省卫生健康、财政、医保等部门联合印发《海南省推动家庭医生签约服务高质量发展实施方案》，重新设计家庭医生签约服务项目包，统一面向社会发布家庭医生招募公告，重新招募和组建家庭医生团队 4 251 个。**二是完善激励机制。**将家庭医生签约服务费收费标准由 20 元调整为 55 元，其中医保基金支付 25 元，基本公共卫生资金支付 20 元，签约居民个人支付 10 元，签约服务费扣除成本后可用于家庭医生激励。**三是便民惠民服务。**推动二三级医疗机构与家庭医生签约服务系统互联对接并开放专家预约挂号号源。联合省医保局将高血压、糖尿病门诊慢性病认证工作下沉到符合条件的乡镇卫生院和社区卫生服务中心，让患者在家门口即可办理“慢病证”。联合省医保局出台政策，允许基层医疗卫生机构针对 8 个西医病种和 9 个中医病种开展日间病床服务，满足患者便捷就医需求。

筑网底　优服务
全面推进基层卫生健康高质量发展

云南省

云南省深入落实新时代党的卫生与健康工作方针，坚持以基层为重点，预防为主，结合基层群众就医服务多样化、个性化的需求，进一步明确责任定位，扎实推进基层卫生健康便民惠民服务举措落实、落地、落细，不断增强基本公共卫生服务的均衡性和可及性，切实推动基层医疗卫生服务更加均衡覆盖城乡居民，让群众看病就医更加放心、舒心、暖心。

一、织密基层健康“服务网”，当好群众健康“织网者”

(一) 强化政策资金双轮驱动

积极推动省委、省政府出台《云南省卫生健康事业高质量发展三年行动计划(2023—2025年)》《进一步深化改革促进乡村医疗卫生体系健康发展的若干措施》等系列指导性文件，2023—2025年，省级财政直接投入基层医疗卫生服务体系建设近20亿元，重点支持120个重点中心乡镇卫生院提质、350个基层心脑血管救治站拓面、800个基层标准化慢性病诊疗专科建设、600个基层中医康复机构服务能力提升等重大工程。同时，实施医学专业大学生公开招聘计划、乡村卫生人员执业(助理)医师转化计划、基层医疗卫生人员技能培训计划等专项行动，不断优化基层卫生人才队伍结构，提升基层卫生人员服务能力。采取“五个一批”(即农村订单定向培养一批、大学生乡村医生招聘一批、培养提升一批、鼓励考试转化一批、引导下沉一批)举措，促进乡村医生向执业(助理)医师转化，2023年全省乡村医生中取得执业(助理)医师资格的占比为 29.01%，较 2022 年提高 5 个百分点。

（二）优化基层医疗卫生机构规划布局

印发《云南省基层医疗卫生机构分类管理实施方案（试行）》，调整优化基层医疗卫生机构功能定位，对中心乡镇卫生院实施提质建设，使其服务能力基本达到县级医院水平；对一般乡镇卫生院推动向做优全科和慢性病健康管理转型，并实施基层中医康复服务能力提升项目，不断夯实以县级医院为龙头、乡镇卫生院为枢纽、村卫生室为基础的基层医疗卫生服务体系，基本实现“小病能治、大病能转、慢性病能管、未病能防”，推动工作重心从机构全覆盖转向服务全覆盖。

（三）加快补齐基层服务能力短板

以“优质服务基层行”活动为牵引，全面开展基层医疗卫生机构等级评审，提升基层医疗卫生服务能力，截至 2024 年，达到服务能力推荐标准的基层医疗卫生机构占比达 23.0%，比 2022 年提高 13.1 个百分点。以常见慢性病的诊断、治疗和护理等服务为主线，加强基层基础设施建设和设备提档升级，补齐医疗应急、传染病应对、儿科等短板，增强基层医疗服务功能。全省发热诊室“应设尽设、应开尽开”，共有 1 458 个乡镇卫生院提供儿科门诊服务；781 个乡镇卫生院通过了“基层医疗机构呼吸疾病规范化防诊治体系与能力建设”培育单位评审，其中 220 个乡镇卫生院达标，达标数量位居全国第一。

（四）落实优质资源服务下沉

推进实行“城市三级医院包县、二级医院包乡、乡镇卫生院包村”组团式帮扶，制定印发《云南省县域巡回医疗和派驻服务工作任务清单》，引导优质医疗卫生资源下沉。分年度分批次推进乡镇卫生院派驻执业（助理）医师到村卫生室服务，2023 年以来全省共派驻 10 500 余人。加强县域巡回医疗和派驻服务工作，推动县级综合医院、中医院、妇幼保健院在基层医疗卫生机构设置联合门诊、联合病房，帮助每个基层医疗卫生机构培育 1~2 项慢性病诊疗、中医、康复等专科服务。截至 2024 年年底，县级已帮扶乡镇卫生院开展新技术新项目 3 500 余项，有力促进了优质医疗资源下沉乡村。

二、构建慢性病管理“守护圈”，当好患者健康“守护者”

（一）建立协同管慢性病机制

把“管慢性病”作为云南健康县城建设“7 个专项行动”之一，牵头建立教育、住建、广电、体育、医保等多部门协同管慢性病机制，将健康融入公共政策制定实施的全过程。建立高风险人群主动监测机制，实施慢性病报告管理制度。按照每个村卫生室 3 万 ~ 5 万元的标准预拨药品采购资金，推动基层医疗卫生机构与上级医院用药衔接，村卫生室基本实现配备药品不少于 80 种，其中高血压、糖尿病治疗药物均达到 5 种。

（二）注重医防协同服务

开展基层慢性病管理中心、基层心脑血管救治站和基层标准化慢性病诊疗专科建设，推进急救体系拓展延伸到乡村，提升乡村急诊急救处置能力，打造集预防、治疗、康复为一体的“一站式”服务平台，为慢性病患者提供全方位服务。截至 2024 年年底，全省已建成基层慢性病管理中心 1 483 个、基层心脑血管救治站 1 066 个，累计救治患者 12.9 万余人次，开展溶栓治疗 2 300 余例，有效降低了基层心脑血管疾病患者致死致残率；建成 600 个基层标准化慢性病诊疗专科，覆盖 73.4% 的中心乡镇卫生院；建设 400 家基层中医康复能力提升项目点，乡镇卫生院（社区卫生服务中心）中医馆设置率达 100%。

（三）提升资源覆盖面和标准化水平

通过县域医共体整合县乡村医疗卫生资源要素，加快县域医学检验、医学影像、心电诊断、病理诊断等资源共享中心建设，扩大基层检查、上级诊断覆盖面。同时，因地制宜推广智能化辅助技术（设备）在基层医疗机构运用，辅助基层医务人员提供合理用药、健康咨询建议，推进慢性病诊疗服务标准化。截至 2024 年年底，建成县域医学影像中心 112 个、心电诊断中心 99 个。

（四）构建三级协同模式

在县级综合医院、中医医院、妇幼保健院设立家庭医生签约服务技术指导团队，或选派专科医师直接参与服务，形成“县—乡—村”三级协同工作模式，为签约居民提供“防治管康一站式”服务，落实好签约对象健康全程管理。截至2024年年底，全省基层医疗卫生机构为352.69万高血压患者、95.20万糖尿病患者提供治疗期间随访服务和就医指导，超过90%是家庭医生签约患者，高血压、糖尿病患者规范管理率分别达89.31%、85.29%，主要慢性病早死率为15.14%，较2022年下降0.28个百分点。

三、筑牢重点人群“健康盾”，当好人民健康“保障者”

（一）开展家庭医生团队暖心服务

落实“六个拓展”，突出家庭医生对居民首诊和分级诊疗的指导作用，研究制定《加快推进城市社区家庭医生签约服务行动方案》，以社区网格管理为基础，开展以“一次社区巡诊、建立一张服务清单、制定一套服务计划、发放一张联系卡”为主要内容的“四个一”活动，促进家庭医生与签约居民的联系紧密化、服务内容具体化，及时解决签约居民的健康需求。

（二）关注“一老一小”问题

重点以保障慢性病患者、“一老一小”等重点人群健康管理服务为基础，将服务内涵延伸至健康监测评估、中医治未病服务、儿童早期发展服务、基本康复服务和上门服务以及转诊分诊、延伸处方、长期处方和代管药品等。全省现有医养结合机构177家、床位4.6万余张、从业人员1.7万余名、医养签约对数为1 080。2024年孕产妇死亡率为5.74/10万，5岁以下儿童死亡率为3.81‰，居历史最低点。

（三）深化紧密型县域医共体建设

加强县域医疗卫生资源统筹，深入推进县乡村医疗卫生服务一体化管理，人员编制、人员财政补助经费、公共卫生服务经费、医保基金“四个打包”，构建整合型医疗卫生服务体系。依托县级临床服务“五大中心”和急诊急救“五大中心”服务和帮扶下沉，提升基层服务能力，畅通上下转诊渠道，推进基层首诊、双向转诊、急慢分治、上下联动的分级诊疗体系。全省全面深入推进紧密型县域医共体建设，全面实现乡村一体化管理，村卫生室纳入医保定点管理实现全覆盖。推进县域医共体的县（市），县域内基层医疗卫生机构门急诊人次占比（中位数）为 65.29%，较 2022 年增加 7.18 个百分点；县域内基层医疗卫生机构医保基金占比（中位数）为 17.28%，较 2022 年增加 5.17 个百分点。

（四）多渠道提供便民惠民服务

组织基层医疗卫生机构在夜间和周末提供全科、中医和预防接种等服务，方便上班族晚间和周末就医。推动专家、名医进驻基层，居民在基层既可获得三甲医院的优质医疗服务，又能获得基层高比例的医保报销待遇，把健康科普、免费体检、疫苗接种等服务送到居民“家门口”。2024 年，全省基层医疗卫生机构共为 415.22 万名 65 岁及以上老年人提供了健康管理和体检，为 276 万名 0~6 岁儿童提供了健康体检，308.07 万名儿童享受孤独症筛查干预服务。

提能力 优服务
筑牢基层卫生健康防线

北京市朝阳区

朝阳区是北京市面积最大(470.8 平方公里)、常住人口最多(344.2 万人)的城区,而且人口流动性较大,给基层医疗卫生服务工作带来严峻挑战。朝阳区采取“补短板、筑根基、强特色”等措施,不断完善基层医疗卫生服务体系、提升服务能力、创新服务模式、加强信息化支撑等,筑牢基层卫生健康防线。

一、优化资源配置,完善基层卫生健康体系

(一) 全力推动社区“硬件”提质

朝阳区依据《北京市社区卫生服务机构规划与建设标准》,推进社区卫生服务机构补点建设与升级改造。2023 年,市区两级加大投入为 35 家社区卫生服务中心配备四千余台设备,改善硬件条件。2024 年完成两所社区卫生服务中心的补点建设,全区运行社区卫生服务中心达 54 家,健全了“15 分钟就医服务圈”。

(二) 加强农村地区基层医疗卫生机构建设

自 2006 年起,朝阳区启动农村基层卫生提档升级工作,19 个乡镇卫生院全部转建为标准化社区卫生服务中心。同时,分类规划村卫生室发展,将符合条件的村卫生室转建为社区卫生服务站;注销部分运行能力不足、群众需求较小、改造条件欠佳的村卫生室,在其原址或就近新建服务能力更高的社区卫生服务站。截至 2024 年年底,农村地区运行 24 个社区卫生服务中心、95 个社区卫生服务站,实现了全区行政实体村“一村一站”全覆盖。

（三）推进紧密型城市医疗集团建设

2023 年 6 月，朝阳区入选全国紧密型城市医疗集团试点地区，积极构建“4+3+1+N”的分级诊疗体系，即 4 个紧密型城市医疗集团、3 个中医专科联盟、1 个康复专科联盟和 N 个专科医联体。在中、东、北、南 4 个区域医疗资源网格的基础上，以辖区内 4 家综合性三级医院为牵头单位，联合周边医疗机构和社区卫生服务中心成立了 4 个紧密型城市医疗集团，在 4 个医疗集团中各纳入一家中医类医院作为中医类牵头医院，建立了“医学检验、医学影像、心电诊断、病理、消毒供应”5 个资源共享指导中心，实现跨院区、跨机构医疗资源整合。通过“社区开单、中心检查（检测）、信息共享、医院指导、社区治疗”的闭环服务模式，推进区域内结果互认、资源共享，打破医院围墙壁垒，逐步实现疾病诊治同质化。

二、引才留才并重，培育人才发展生态

（一）完善人才引进机制

朝阳区紧紧围绕社区卫生服务机构编制改革，在完成核定人员总量的基础上，强化统筹谋划，推进落实社区卫生服务机构人员配备。持续打造“培元计划”系列品牌，举办“‘卫’你而来·朝医求贤”等高校毕业生专项宣传活动，发挥朝阳区特色优势，增强社区卫生服务中心就业吸引力。探索建立适应基层医疗卫生服务需求的“招生—培养—服务”的“订单式”农村定向生培养模式，满足农村（社区）医疗卫生服务实用型全科医学人才需求。

（二）创设拴心留人环境

完善基层医务人员激励机制，严格落实“两个允许”政策，落实收支结余奖励基金用于人员分配制度，充分调动基层医务人员的工作积极性。以人才项目为契机，搭建人才优化平台，组织开展各类人才项目申报，通过一系列的保障措施，实现“一个人才一条龙”的帮助扶持，搭建人才发展的优化平台。

（三）构建人才培养格局

抓好人员素质培训和能力提升，积极开展岗位练兵工作及理论、技

能考核，开展以全科医生为重点的基层和紧缺人才培养计划，抓好专业医师转岗培训及专项能力提升，扩充儿科、精神、康复等专业急需紧缺人才队伍。通过举办国际家庭医生优师培训、社区康复国际能力提升项目引进国内外先进理念和优秀师资。

三、聚焦能力提升，推进基本医疗建设

（一）提升三大社区卫生服务能力

一是提升血透服务能力。目前辖区内 8 家社区卫生服务中心血透服务覆盖全区域。二是提升康复医疗能力。启动朝阳区康复专科医联体，通过引进中国康复研究中心优质资源，推动社区卫生服务中心开展康复服务，目前两家社区卫生服务中心达到二级康复医院标准。三是提升住院服务能力。朝阳区按照综合治疗类、康复类、护理类、安宁疗护类进行分类规划设置病房，实有住院病床数达 1 133 张。

（二）特色科室建设成果显著

2021—2023 年，24 家社区卫生服务机构建成 47 个专病特色科室，位列全市第一。2024 年，朝阳区 29 家社区卫生服务机构与三级医院联合申报的 57 个专病特色科室进入北京市级专家复核阶段，以“一中心一特色”为指引，进一步打造朝阳社区特色化、差异化发展的新格局。

（三）基层儿科服务能力不断增强

朝阳区借助儿科专科医联体，完善医生出诊、进修与转诊培训机制，共建儿科专病门诊。目前全区所有实体社区卫生服务中心均能提供儿童诊疗服务，其中 50 家设置了儿科、46 家开展儿童输液服务，2024 年累计接诊儿童 87.61 万人次。

四、探索创新服务模式，提供便民惠民服务

（一）完善老年人服务支持体系建设

朝阳区推进医疗机构适老化改造，所有社区卫生服务中心取得家庭病床、巡诊服务资质，49 家中心完成适老化改造并通过验收，成为老年

友善医疗机构。同时，提供“一站式”就医服务，方便老年人就诊。

（二）深化医养结合

朝阳区42家社区卫生服务中心与80家养老机构“手拉手”，开通养老机构就医绿色通道，通过家庭医生签约、家庭病床、上门医疗等方式为辖区养老机构、社区居家老年人提供全周期医疗健康服务。

五、传承创新发展，优化中医药服务

（一）夯实社区中医服务网络

朝阳区着眼于区位特点，将创新性打造国际中医药文化传播品牌、打造中医药国际服务试点基地等工作作为重要抓手，积极打造区域中医药服务特色品牌，持续完善基层中医药服务体系。全区社区卫生服务中心100%设置有中医科和中药房，186个社区卫生服务站均能提供中医药服务；实体社区卫生服务中心中医馆实现全覆盖，社区卫生服务站“中医阁”覆盖率达到59%；10家社区卫生服务中心成为朝阳区中西医协同“旗舰”建设单位。

（二）扩大中医药国际化服务范围和能力

朝阳区是外国驻华大使馆集中的区域，结合地域和人口结构特点，建立双语中医药服务模式。启动麦子店社区卫生服务中心、三里屯第二社区卫生服务中心等区级中医药国际服务基地建设，聘请13名市级中医药双语专家。组建涉外医联体单位共同参与的涉外医疗服务协调专班，推动三里屯第二社区卫生服务中心与58家外国驻华使馆签订家庭医生签约服务协议，为驻华使节及其家人、亚洲基础设施投资银行员工提供具有中医药特色的家庭医生服务。

六、聚焦重点人群，强化家庭医生签约服务保障

（一）创新开展“双重点人群”签约服务

2023年起，朝阳区创新性开展了“双重点人群”签约工作，针对高龄独居老人、残疾失能人员、计划生育特殊家庭三类重点关注人员以及

辖区内影响力较大、人数较多、有签约意愿的企事业单位、商务楼宇等重要功能社区，建立“一本台账、动态更新，分色标记、分级管理”的重点人群健康管理工作机制，制定个性化服务内容，提供上门服务、线上沟通、健康宣教等服务，2024 年全区梳理出重点功能社区 137 个，街乡重点关注人员 9 367 人，签约 8 929 人，服务 20.25 万人次。同时在 2024 年“世界家庭医生日”主题宣传活动中创新发布聚焦“双重点人群”的“医家亲”和“医企健康”个性化特色服务包，涉及健康咨询、慢性病管理、预防保健等多项贴心服务，进一步做实做细“双重点人群”签约服务工作。

（二）满足签约居民用药需求

以“百姓用药不用愁，社区卫生来解忧”为服务初衷与立足点，通过药品供应链改革的探索，借助信息化方式，推进“社区移动药房”便民服务模式，针对诊断明确、病情稳定、长期服用某一类药物的慢性病签约患者，提供“极简取药”“缺药登记”等一系列便民服务，签约居民可在家通过电话、微信、朝阳健康 APP 等线上沟通方式，联系签约医生，在保证用药安全的前提下，签约医生开出“虚拟处方”并发送至药房，配药后药品集中送至诊疗区外的“一站式预约取药点”，签约居民可自行选择时间前往“一站式预约取药点”取走药品。

（三）提升签约服务能力

朝阳区依托现有紧密型城市医疗集团，充分利用医院的专家资源和专病特色科室，推动二三级医院专科医师下沉至社区，与基层全科医生组建家庭医生签约服务团队，开展基本医疗、预约转诊、康复护理、健康促进等签约服务。目前全区 7 家社区卫生服务机构与二三级医院建立了 15 个家庭医生签约服务专家团队，380 名三级医院专家下沉社区出诊。

（四）推进家庭医生签约服务数字化质量管理

朝阳区以互联网诊疗平台为核心，开展在线建立健康档案、在线选择签约医生、在线签约等项目。建设区域公共卫生家庭医生签约功能，实现无纸化签约履约。试点开展诊间收取签约服务费，让家庭医生签约服务更智能、更丰富、更便捷，目前全区累计诊间收取 3.69 万人次的签约服务费。

七、创新驱动发展，加强信息化建设

（一）开展社区卫生服务机构核心信息系统升级改造

从 2023 年开始，朝阳区依托“朝阳卫生健康云”强化信息化基础设施保障，开展对社区卫生服务机构核心信息系统（医院住院管理系统、实验室信息管理系统和体检信息系统）的改造升级，将社区卫生服务中心、站分散部署的核心业务系统改造并迁移上云，强化云网一体化管理，降低社区卫生服务机构信息化建设和运维成本，提升社区卫生服务能力和效率。

（二）推进区域互联网诊疗平台建设

通过加快医疗服务与互联网深度融合，实现预约挂号、智能导诊、在线咨询、在线问诊、健康画像（历史就诊记录查询）、电子票据开具、药品库存查询等线上服务，初步构建覆盖“诊前、诊中、诊后”的线上线下一体化服务模式。建设在线复诊和在线咨询功能，对复诊患者实现线上开方，线下药品配送，自费处方流转。目前全区 51 家社区卫生服务中心已完成互联网诊疗平台上线。

（三）加强区域居民就诊记录、检验检查结果共享

一方面，依托卫生大数据平台对区属医院和社区卫生服务中心的主要业务系统进行数据接入和治理，实现区域居民就诊记录、检验检查结果共享。平台汇集医疗卫生服务、基本医疗服务和公共卫生服务等各类数据，形成以居民基本信息库为核心的区域健康档案数据库和电子病历数据库。另一方面，建立数据质量管理机制，将数据质量提升工作纳入常态化工作，基本实现区域内患者就诊数据、公共卫生数据以及检验检查结果的互联互通。

多维举措织密乡村医疗网 打通群众就医“最后一公里”

北京市怀柔区

习近平总书记指出，要加强乡村医疗卫生体系建设，保障好广大农民群众基本医疗。近年来，北京市怀柔区认真贯彻落实习近平总书记重要指示，以打造具有首都特点的乡村振兴“怀柔模式”为抓手，把乡村医疗卫生工作摆在乡村振兴的重要位置，村卫生室纳入医保定点实现全覆盖，村级医疗服务实现全覆盖，全面提升村级医疗卫生服务水平，有力推动全区乡村公共服务均等化、优质化发展。

一、坚持全面覆盖，实现医保服务无死角

（一）医保定点全纳入

将村卫生室纳入医保定点，是保障村民就近便利就医的重要举措。2023年以来，怀柔区委、区政府坚持高位谋划，以“应纳尽纳、全面覆盖、一步到位、实时结算、提升质效”为目标，将全部村卫生室正式纳入医保列入“为群众办好事实事项目”，挂账督办。制定《关于推进医疗保险定点村卫生室建设指导意见》，明确设立条件、管理机制及工作要求，推动全区213家村卫生室全部正式纳入医保定点管理，彻底解决“有室无保”问题。

（二）乡村医疗提质效

区卫生健康、医保等部门深入到交通不便、基础薄弱的50余个山区村卫生室现场调研，对场地建设、医师资格、网络设备、业务开展等情况进行详细摸底、登记造册，逐一开展指导检查，严格落实村卫生室建设标准，提升村卫生室医疗服务水平。组织乡镇社区卫生服务中心负责人到先进区学习信息化建设、药品集中采购、收入管理、考核评价等经验做

法，找准方法路径，为推进村卫生室标准化、一体化建设提供有力支撑。

（三）增值服务补空白

为破解“有室无医”问题，全区依托乡镇社区卫生服务中心，派出医生为农村群众提供“增值”服务，村民可享受与社区卫生服务中心相同的药品目录和诊疗项目，山区 8 个乡镇的 22 个村卫生室医疗服务得到全面提升。为解决“有室无网”问题，全区统筹利用现有“村村通”政务网，连接区级医疗健康平台及各乡镇社区卫生服务中心医保服务器，近“零网费”实现医保费用实时结算，促进了村级医疗卫生“一体化”管理和“同质化”服务落地，快速补位乡村医疗卫生服务空白。例如，雁栖镇西栅子村是镇域内最偏远的行政村，镇社区卫生服务中心安排医生每周巡诊，并为村卫生室建设标准化诊室、治疗室、药房等，根据村民常用药品需求，配备高血压、糖尿病、高脂血症等常用药品 60 余种，有效满足群众就医需求。

二、坚持多维并进，织严织密医疗服务网

（一）基础保障强根基

全区争取市级基层医疗卫生服务能力提升项目补助资金 188.5 万元，安排区级医改资金 287.3 万元，按照《医疗机构医疗保障定点管理暂行办法》，为 213 个村卫生室全部配齐电脑、打印机、读卡器，以及医保系统等服务设施。指导做好信息系统调试，进行实时结算业务验收，实现村卫生室标准化建设全覆盖。区卫生健康委印发《关于怀柔区医保定点卫生室乡村医生激励政策的指导性意见》，明确“村卫生室收支结余可用于奖励乡村医生”的奖励政策，建立绩效考核机制，设定最低服务标准，并统筹收支结余“分阶段、按比例”进行奖励，至少提取 10% 的补助作为医保定点村卫生室的乡村医生专项激励奖金，对乡村医生的奖励最高可达每年 5 万元。积极落实乡村医生岗位人员社会保险和老年乡村医生生活补助政策，支持符合条件的乡村医生参加本市社会保险。

（二）规范管理建机制

对医保定点村卫生室，采取“六统一”管理方式，由乡镇社区卫生服

务中心对村卫生室开展统一设置规划，统一行政管理，统一业务管理、落实医保政策，统一药品、医疗器械、医用耗材管理，统一信息化管理和统一财务管理，制定工作制度，明确工作任务、规章制度和业务技术规范。建立村级医疗机构数据平台，规范管理药品进销存、费用控制、医保基金结算与支付。同时，利用“联络员”制度组成工作专班，组织 40 名业务骨干分赴镇（乡）、村等一线，分区分片包干负责，实时关注村卫生室运转及基金监管情况；召开村卫生室协议协商和技术培训会，提升村医专业水平和服务能力。

（三）内引外联增活力

实施首都医科大学乡村医生订单定向培养工程，推进 127 名乡村医生岗位人员在校学习、医院实训和岗位分配等工作，吸纳 23 人正式入职乡村医生岗位，其中 16 人纳入正式编制，持续优化乡村医生队伍结构。积极开展“城区医院进农村”“院包区”“北京市退休医学专家支援生态涵养区”专项帮扶工作，推进名医专家对接指导、带教培训和会诊看病。2023 年，8 所支援医院出诊专家 224 名、613 人次，诊疗患者 5 476 人次；“院包区”对口医院累计开展线上培训 9 场，线上培训 763 人次；市退休医学专家来怀柔区累计出诊 161.5 天，服务 1 265 人次，让村民在家门口看上“专家号”。例如，首都医科大学附属北京朝阳医院对接帮扶怀柔区 16 家社区卫生服务中心，该院专家每周为乡村患者提供线上诊疗服务。同时，退休专家定期到乡镇社区卫生服务中心问诊看病，并针对各专科普遍问题进行培训、讲座，提高本地处理疑难疾病的能力。

（四）智慧医疗强功能

全区依托“政务网”“医保专网”“内部局域网”建立综合性远程诊疗服务体系，通过区政务网以远程桌面方式访问（临床信息系统（clinical information system，CIS）服务站，完成药品项目维护，医院信息系统升级，药品、器械库存管理，挂号、收费等工作，实现村民医疗费用实时结算。例如，狼虎哨村卫生室是最早利用“互联网 +”提供医疗费用实时结算的村卫生室之一，建成智慧健康 e 站，村民仅需持本人社保卡或身份证，就能使用村内“健康检测一体机”进行血压、心电等方面检查，检查结果会在智慧健康 e 站和“医生工作平台”同步显示，乡镇社区医生为患者远程诊疗并开具处方后，患者可在"智能药柜"上依据处方领取药品，足不出村，实时结算。

三、坚持多措并举，全面打通乡村就医路

（一）就医报销少跑路

全区 213 家村卫生室全部纳入医保定点管理以后，均可接诊呼吸、心脑血管等系统常见病、慢性病患者，并按照服务人口数的 15%~20% 标准配备了 2 周用量的药品。全区社区卫生服务机构配备了 346 个制氧机、86 个氧气瓶、1 963 个血氧仪，均能提供氧疗服务，有效破解了村民"看病难、报销难"问题，满足了村民"就近办""实时办"需求，让农村享受到更优质、更便利的医疗服务。

（二）看病报销少花钱

城乡居民医保参保人在村卫生室就医报销，起付线仅为 100 元，符合条件的还可享受大病报销、医疗救助一站式结算，参保人无须单独申报。城乡居民医保、城镇职工医保等患者在村卫生室就医的报销比例，比二三级医院提高 5%、20%，从缓解农民就医费用压力来说，村卫生室更具吸引力。2024 年 1—8 月，全区村卫生室服务参保群众 40 000 人次，发生医保费用 480.72 万元，同比分别增长 134.76%、152.96%，实现了"小病不出村、报销有'医'靠"，为推进乡村全面振兴、加快农业农村现代化、提升群众获得感注入了强劲动力。

（三）看病"最多跑一次"

怀柔区是首个实现"互联网健康乡村门诊"建设全覆盖的区，2024 年以来开展"互联网健康乡村门诊"30 期，服务 168 人次，诊疗量居全市首位。通过线上巡诊，将市区优质医疗资源下沉基层，减少村民市、区双向奔波次数。乡镇社区医生可通过综合性远程诊疗系统，对在村卫生室就诊的村民，远程视频问诊、联网查询健康状况等，并协助乡村医生为村民挂号开方、收费报销、专药专购等，让乡村居民享受到便捷、专业的医疗服务。据统计，2024 年山区村民就医，人均每月减少山路奔波近 70 公里。

创新实施城乡医疗“反哺计划”推动优质医疗资源扩容下沉

重庆市渝北区

重庆市渝北区位于重庆市中心城区，医疗资源丰富。然而，受城乡二元结构体制的制约，基层医疗卫生机构资源薄弱、服务能力较差等。面对这些困境，渝北区坚持“以基层为重点”的新时代党的卫生与健康工作方针，创新实施城乡医疗“反哺计划”，打出了一系列反哺“组合拳”，促进优质医疗资源扩容和均衡布局，基层医疗服务能力显著提升，人民群众就医获得感显著增强。

一、问题分析

（一）基层诊疗能力较为薄弱

基层医疗卫生机构缺乏先进的医疗设备和仪器，难以满足复杂疾病的诊断和治疗需求，21家独立运行的机构中配置CT的仅7家（占33.3%）。基层医疗卫生机构对常见病、多发病诊治水平有限，对疑难重症患者的识别能力欠缺，一些乡镇卫生院仍不能开展二级常规手术，医疗服务能力较薄弱。

（二）基层卫生人才队伍建设不健全

基层卫生人员中，正高级职称占0.47%、副高级职称占9.03%，硕士研究生占0.58%。乡村医生队伍老化（平均年龄52岁）、数量不足，服务能力不高，而且缺乏培训和进修机会，医疗技术更新缓慢，难以适应现代医学的发展。

（三）群众就医观念亟须转变

群众普遍存在在“大病才去医院、看病得去大医院”的意识。农村居民健康信息获取有限，对自身健康关注度不够，特别是偏远地区农村居民、老年人以及文化程度较低者，健康意识普遍不强。

二、主要做法

（一）坚持“一盘棋”思想，创新“协同共建”模式，推动技术下沉

1. 建立“四部服务”机制　采取“4+1 联合模式”，由四家区级医院牵头，重庆医科大学附属第三医院协同，在 21 家基层医疗卫生机构打造“慢性病管理、中医养生、妇幼健康、特色专科”四大服务部，优化科室功能布局，提升服务能力和水平，推行医防融合“一站式”门诊服务。比如将传统的“挂号—候诊—就医”服务流程，调整为“挂号—健康服务—分诊—就医”医防融合新流程。截至 2024 年 11 月底，区级医院帮助基层医疗卫生机构新建特色专科服务部 10 个、慢性病管理服务部 18 个、中医养生服务部 20 个、妇幼健康服务部 14 个，下派专家 3 148 人次、义诊 2.8 万人次，下转患者至基层医疗卫生机构 5 864 人次，群众满意度不断攀升。

2. 建立“科室共建”机制　在深化“四大服务部”建设基础上，区级医院与基层医疗卫生机构以“资源共享、优势互补”的原则开展科室共建。比如区中医院与仙桃社区卫生服务中心共建中医科，实现中医科门诊量同比增长 105%；区妇幼保健院帮助 4 家基层医疗卫生机构开设儿科门诊，累计门诊量达 38 219 人次、同比增长 66.09%，出院人次 332 人，同比增长 88.64%。

3. 建立“义诊巡诊”机制　组织“四大服务部”牵头医院定期开展义诊巡诊。比如区妇幼保健院先后在回兴街道、双龙湖街道等开展“反哺计划”妇幼健康公益文化列车巡诊义演活动，受益群众 3 000 余人。在“反哺计划”推动下，基层医疗卫生机构服务量明显提升。2023 年，基层医疗卫生机构总诊疗人次、出院人数同比增长 20%、50%，人均住院费用同比下降 12.9%；2024 年 1—10 月，基层医疗卫生机构总诊疗人次、出院人数同比增长 15.3%、9.7%。

（二）坚持“一体化”管理，建立“上下贯通”机制，推动队伍下沉

1. 做实“县聘乡用”　先后选派 183 名区级业务骨干全脱产下沉

基层，依托“县聘乡用”人员开展手术 5 888 例，填补基层临床技术空白 250 项，帮助基层建立特色专科门诊 5 个，先后创建甲级基层医疗卫生机构 8 家、社区医院 2 家、农村区域医疗次中心 1 家。拟定《县聘乡用新技术、新项目“首推负责制”工作实施方案》，“县聘乡用”人员在基层开展的新技术、新项目实行“首推负责制”，派出单位在人、财、物等方面持续固化，传承率达到 85% 以上。建立 2 000 万“双资金池”，全额保障下沉帮扶人员绩效工资。

2. 推行“乡聘村用” 在“县聘乡用”基础上，率先出台“乡聘村用”实施方案，各乡镇卫生院按照不少于 10% 的比例，派出医护人员定期下沉辖区村卫生室，进一步延伸医疗服务触角。建立“乡聘村用”专项补贴机制，将符合条件的乡村医生纳入村“两委”成员，对实施“乡聘村用”的医疗机构及医护人员，分别按照每年 3.5 万元、1 万元兑现补助。

3. 严格“闭环复盘” 按照“周跟进、月比拼、季赛马”原则，建立《“反哺计划”实施管理台账》《“县聘乡用”管理台账》等，动态总结分析“反哺计划”工作业务数据，找准问题堵点，实时调整工作思路。同时，动态晾晒管理台账，激励先进，鞭策后进，持续激发和调动各级医疗机构的工作积极性，形成“比学赶超”良好氛围。

（三）坚持“一张网”联动，重塑“医联互通”改革，推动资源下沉

1. 落实双向转诊制度 推进反哺计划“双循环”发展，创新在区级医院建立“双向转诊枢纽中心”，强化转诊统一管理，优化转诊流程，为经接诊医师评估后确有转诊需要的患者提供便捷转诊服务。基层医疗卫生机构通过大部间转介服务，审核把关转诊患者，确保危急重症患者能够通过“四大服务部”上转至归口区级医院，病情稳定后再下转回基层进行后续康复和健康管理。2024 年 1—11 月，区级接收基层上转患者 3 542 人次、下转 3 116 人次，实现医疗效率和医疗费用“一升一降”，增强了患者的就医体验。

2. 推进数字健康建设 “转诊一件事”通过数字重庆“一本账”联合论证评审，“智慧急救”子场景“专业急救队伍管理”纳入市级试点，并与“精神卫生”“疫智防控”一道实现三级贯通。建立居民电子健康档案 148.17 万份，规范建档覆盖率 79.65%。建立远程会诊、影像等 6 大区域中心，深化“医检互认”应用，建立“基层检查、上级诊断、区域互认”的服务模式，区内医疗机构互认数字医学影像检查报告 30 000 次，为群众节省资金 785.74 万元。

3. 用好“两个允许”政策 联合财政、人社部门出台《基层医疗卫生机构超额绩效工作增核方案》，根据考核结果，按照“本年盈余分配”的 60% 增核超额绩效总量，打破基层医疗卫生机构绩效总额限制，充分调动基层医护人员的工作积极性。

（四）坚持“一站式”服务，探索“三级家医”模式，推动服务下沉

1. 推进健康管理综合服务一体化 建立由乡村医生、基层医疗卫生机构医师、“县聘乡用”医师以及区级专家组成的三级家庭医生团队，打造“疾病预防 + 精准治疗 + 健康促进”三位一体的家庭医生“全程管理服务”模式。比如双龙湖社区卫生服务中心家庭医生团队入驻渝北区人民医院便民门诊，创新打造三级家庭医生医防融合门诊，开诊 4 月共计随访高血压患者 322 人次、糖尿病患者 312 人次，新增高血压和糖尿病管理患者 56 人，医养结合随访 326 人次，实现疾病的早筛查、早诊断、早治疗。

2. 推进家庭医生签约服务网格化 推进“家庭医生进网格”工作，开诊“家庭医生微诊室”5 个，建立“渝北区家庭医生社区服务菜单”，由辖区群众投票确定三级家庭医生进社区、进楼栋服务内容，做实慢性病分色分级管理（即基于病情严重程度和风险等级，通过红、黄、绿标识对患者进行分类，并由县区、乡镇、村不同层级医疗机构进行管理的模式）。开展“医疗反哺心连心、家医有约面对面”渝北健康之声“你点我播”健康科普活动，每周一至周五由四家区级医院及区疾病预防控制中心轮流进行健康科普直播，直播 170 期，观看量达 44 万人次，群众健康意识明显提升。实施家庭医生能力提升培训工程，创新基于团队学习的培训模式，严格考核、层层抓实培训效果，接受培训后的家庭医生继续对辖区乡村医生开展相应技术培训。

3. 推进社区“一老一小”服务便捷化 打造全市首家“医养护”一体化康养机构，创建全国示范区老年友好型社区 15 个。仙桃社区卫生

服务中心开发智慧健康养老系统，为辖区老年居民提供家庭医生健康咨询、在线问诊、上门开药、护理等服务。出台民办普惠托育机构补贴政策，入选中央财政支持普惠托育服务发展示范项目，争取资金 1 亿元，全区托位数增至 6 281 个。

三、主要成效

（一）优质医疗资源不断扩容

区人民医院顺利创建三甲综合医院，区中医院成功创建三级中医院，区妇幼保健院获评“婴幼儿养育照护指导中心规范化建设单位”，全区三级医院增至 7 家，国家、市级临床重点学科（专科）分别增至 5 个、32 个。建成全国基层中医药传承工作室 1 个、中医博士工作站 1 个、博士后科研站 2 个，开设药学门诊 5 个，公立医疗机构处方前置审核实现全覆盖。2024 年 1—10 月，全区门诊、出院人次同比分别增长 14.5%、9.1%。

（二）健康生活理念不断深化

近年来，渝北区人均期望寿命达 79.87 岁，居民健康素养水平提升至 35.37%。基本公共卫生服务项目群众知晓率由 81.41% 提升至 87.27%，满意度由 87.3% 提升至 95.15%，受益率由 84.51% 提升至 90.45%，医疗机构门诊患者满意度、住院患者满意度提升 10% 以上。

建机制 提能力 优服务
构建优质高效乡村医疗卫生服务体系

河北省廊坊市

近年来，河北省廊坊市卫生健康工作始终坚持以基层为重点，以改革创新为动力，不断推动医疗卫生工作重心下移、医疗卫生资源下沉，夯实基层医疗卫生服务网络，提升基层医疗卫生服务能力，构建优质高效的乡村医疗卫生服务体系，促进居民健康水平不断提升。2023年，廊坊市人均预期寿命达到80.77岁，连续4年位居河北省第一。

一、擎高位推动之旗，筑牢乡村医疗卫生服务体系根基

（一）市委、市政府高度重视乡村医疗卫生服务体系建设

市委常委会、市政府常务会议多次研究，相关会议多次专题调度，将推进基层医疗卫生工作多次列入《政府工作报告》和全市重点民生实事，以更大力度、更实举措全力推动工作任务落地见效。

（二）重塑乡村医疗卫生服务体系

由县级党委领导、政府主导组建13个管理一体、业务协同、服务连续的县域医共体和2家城市医疗集团，为推动优质医疗资源下沉和基层医疗服务能力提升提供保障。

（三）提升乡村医疗卫生服务能力

深入开展“优质服务基层行”活动，通过定政策、抓项目、提能力、优服务、促管理等举措，不断完善服务体系、织密服务网络、提升服务能力，持续兜牢基层医疗卫生服务网底，尽最大努力让群众健康更有“医”靠。

二、筑政策保障之堤，夯实乡村医疗卫生基础配套

（一）重构乡村医疗卫生体系框架

印发《深化改革促进乡村医疗卫生体系健康发展方案》，进一步明确县级医院为县域医疗救治龙头、乡镇卫生院为上下转诊中枢、村卫生室为救治基础的体系架构。

（二）实行医保政策向基层倾斜

一级医疗机构政策范围内报销比例达到 90%，符合条件的村卫生室医保定点报销实现了应纳尽纳。探索乡镇卫生院“日间病房”试点改革，符合住院标准的患者白天治疗、晚上回家，享受住院待遇，患者看病就医更为便利。

（三）加大财政投入

2022 年以来，财政累计投入资金 2.18 亿元，重点推进医疗机构基础设施建设，完成 13 个基层医疗卫生机构续建、扩建、重建项目，进一步改善了医疗服务环境；支持乡镇卫生院采购 DR、CT 等医疗设备，有效提高了基层医疗卫生机构的诊疗能力。

三、强人才队伍支撑，助推乡村医疗服务水平稳步提升

（一）加强基层卫生人才培养、招录

实施大学生村医专项计划，针对乡村医生收入低、条件差、大学生就职意向低的实际情况，在招聘中降低开考比例，广泛宣传招聘计划，2024 年首次招聘到 16 名大学生乡村医生。同时，实施农村订单定向免费医学生培养工作，近年来共招录 202 名农村订单定向医学生，落实医疗卫生人员“县管乡用、乡聘村用”，引导更多医学生投入基层人才队伍。积极招收中医专业学生，为基层培养一批高素质中医药人才，鼓励“西学中”人员开展中医药服务。

（二）加强基层卫生人才培训

依托国家和河北省线上培训平台以及市级培训基地，开展乡村两级

医生培训、骨干医师系统培养。鼓励乡村医生考取执业（助理）医师资格，2024 年乡村医生执业（助理）占比较上年提升 2.46 个百分点，并纳入乡镇卫生院职称评聘范畴。近三年，全市累计培训乡镇卫生院骨干医师 205 人、乡村医生 22 350 人次。截至 2024 年年底，每万人口全科医生数达 4.49 人，较上年增长 1.1 人；万人口专业公共卫生机构人员数为 6.85 人，较上年增长 0.27 人。

四、铺上下联动之路，促进基层诊疗体系持续优化革新

（一）完善一体化体系

加快推进紧密型城市医疗集团和县域医共体实质化运行，充分整合区域内医疗资源，建立资源下沉机制，健全基层首诊、双向转诊、上下联动、急慢分治的分级诊疗机制，逐步形成资源共享、分工协作、责任共担的乡村医疗卫生服务体系。

（二）推进优质医疗资源共享

通过县域医共体有效促进优质医疗资源纵向流动，影像中心出具报告累计 17 836 份，心电中心累计出具报告 15 230 份，检查检验中心累计出具报告 8 028 份；医共体内县级医疗机构向基层医疗卫生机构派驻医师 264 人，累计开展诊疗活动 55 799 次，指导基层医疗卫生机构开展新技术、新项目 522 项，培训 8 307 人次，提升了基层医疗服务能力。

（三）开展“名医走基层”活动

组建志愿服务小分队，定期深入社区（村街），为社区居民提供免费的健康检查、疾病咨询和初步诊断服务。2024 年，共统筹 35 家市、县级医院和 90 家基层医疗卫生机构 1 000 余名医务人员，深入社区、村街开展义诊活动 568 次、服务 3.5 万人次。

五、展靶向培育之翼，助力基层特色专科不断发展壮大

（一）加强基层特色专科建设

各县域医共体制定 3~5 年发展规划，引导基层医疗卫生机构错位发

展、优势互补。鼓励支持基层医疗卫生机构根据自身情况、区位实际和群众诊疗需求，以专科带综合，打造形成中医科、口腔科、康复科等一批诊疗技术有优势、临床治疗有成果、医疗质量有保证的特色专科和优势专科，14 家基层医疗卫生机构成功创建省级特色专科。

（二）加强基层中医药服务能力建设

持续推进基层医疗卫生机构国医堂建设，开展服务内涵建设，重点加强中医药人员配备、中医药技术服务提供和中医设备配备，20% 以上的国医堂建成“旗舰国医堂”。推进“中医阁”建设，打造区域相对独立、中医服务更加丰富的中医药服务场所，织密筑牢基层中医药服务网络。积极引进京津优质中医药适宜技术优质品牌入“廊”，以“学以致用”为目标，分层分级多途径、有针对性地开展中医药适宜技术培训，为基层医疗卫生机构中医科发展提供技术支持。

六、握医防融合之舵，实现乡村医疗卫生服务高效赋能

（一）推动重点人群家庭医生签约服务工作

2024 年，全市重点人群 180.9 万人，签约 158.26 万人，签约率达 87.49%。

（二）抓实基本公共卫生工作

2024 年，高血压患者规范管理服务率达 73.64%，糖尿病患者规范管理服务率达 72.73%，孕产妇早孕建册率达 96.56%，儿童健康管理率达 96.79%，结核病规范管理率保持在 90% 以上。

（三）推进农村高发地区上消化道癌机会性筛查

2024 年，应完成筛查任务数 6 500 人，实际完成 8 026 人，筛查完成率达 123%。

七、架协同发展之桥，引乡村优质医疗资源活水长流

（一）建立京津冀区域医疗卫生合作框架

签订《环京中医药协同发展三环五融通廊坊起点工程暨健康京畿

中医药协同发展十百千万工程框架协议》《"通武廊"区域卫生健康一体化高质量发展合作框架协议》《通州区与廊坊北三县医疗卫生一体化高质量发展合作框架协议》等9个协议。全市55家医疗卫生机构分别与90家京津医疗卫生机构,通过设立分院区、建立医联体、合作办医、科室共建、专科协作、技术合作等形式开展合作。

(二) 共享京津冀医疗服务资源

全市28家医疗机构实现京津冀医学影像检查资料共享,16家医疗机构通过京津冀临床检验结果互认,基层医疗卫生机构可共享京津冀远程诊疗服务。

(三) 促进京津冀基层医疗卫生机构协同发展

2024年启动"通武廊示范社区卫生服务中心(乡镇卫生院)"建设工程,北三县共5家乡镇卫生院和北京通州区5家社区卫生服务中心签订合作框架协议,建立"手拉手"密切协作关系,为京津冀基层医疗卫生机构协同发展先行示范。

以百村样板带动千村提升
赋能村级医疗卫生高质量发展

山东省枣庄市

山东省在《乡村医疗卫生服务能力提质提效三年行动计划(2024—2026年)》中提出“村卫生室五有三提升”，旨在系统性加强村卫生室“五有”硬件设施建设(有观察诊查床、有智慧随访设备、有康复理疗设备、有必要检查设备、有卫生厕所和冷暖空调)，实现其服务能力、诊疗环境、管理水平三提升。2024年，枣庄市启动实施乡村医疗卫生服务能力提质提效三年行动和村卫生室三年提升行动，高标准打造样板村卫生室、帮扶薄弱村卫生室，带动全市所有的村卫生室达到“五有三提升”标准，实现村级医疗卫生服务基础设施、人才队伍、服务能力、规范管理、运行保障“五大工程”全面提升，村卫生室诊疗人次和业务收入同比增长30%以上，基层医疗卫生机构就诊率提升至65.93%。

一、加强组织领导，夯实体系保障“硬支撑”

枣庄市委、市政府坚持把乡村医疗卫生体系建设作为重要的民生工程、发展工程来抓，千方百计克服财政困难，将落实基层卫生重点任务纳入对区(市)高质量发展综合绩效考核，全力以赴当好基层卫生事业发展“领航员”。

(一)坚持高位推动，加大投入保障

把村卫生室改造提升写入市政府工作报告、列入全市惠民实事项目，市委、市政府主要领导多次实地调研，先后召开专题座谈会、动员部署会、现场推进会，深入谋划、部署推进村卫生室建设。全市累计投入村卫生室改造提升专项资金7 000余万元，按照样板示范一批、结对帮扶

一批、财政兜底一批，以百村样板带动千村提升的工作思路，建成样板村卫生室 153 所、"五有三提升" 村卫生室 337 所，上下 "一盘棋" 推进村卫生室改造顺利实施。

（二）强化部门联动，有序协作配合

成立由分管市长为指挥长，财政、农业农村、卫生健康、医保等 14 个部门主要负责同志为成员的行动指挥部，卫生健康部门牵头抓总，职能部门各司其职，各成员单位定期议事，把村卫生室建设融入乡村振兴和经济社会发展大局，形成 "有统有分、多维发力、融合发展" 的工作格局。

（三）注重上下协同，抓好层级落实

健全完善 "市级规划、区（市）统筹、镇（街）落实" 的推进机制，各级党委、政府将村卫生室建设同 "第一书记" 帮扶、建设宜居宜业和美乡村等重点工作一体部署，对照村卫生室建设要求建立台账、细化举措，抓好常态化督导调度，形成了 "一级抓一级、层层抓落实" 的工作局面。

二、合理统筹规划，打好建管结合 "组合拳"

实施村卫生室基础设施、服务能力和规范管理 "三大提升" 工程，以样板村卫生室为示范，优化资源布局、强化基层网底，进一步增加医疗供给，努力满足农村多元化就医需求，不断增强农村群众健康获得感。

（一）科学谋篇布局，统筹规划设置

对全市村卫生室开展全面摸排，结合村庄分布、群众需求等因素，制定三年建设不少于 300 所样板村卫生室，对口帮扶不少于 100 所村卫生室，全市 1 682 所村卫生室全部达到 "五有三提升" 的建设目标。将村卫生室改造提升与枣庄市国家可持续发展议程创新示范区建设、乡村建设行动、农村人居环境整治等一体规划，为分批分类、科学高效地完成任务打下良好基础。

（二）强化硬件建设，改善诊疗条件

按照 "一村一策" 原则改造提升，村卫生室房屋面积普遍增加，平均增量超 40 平方米，布局实现 "七室分开"，全部设置 "中医阁"、新建卫生厕所，新配可起背观察床、冷暖空调、远程心电图机、自动体外除颤器等

检查检验设备 2 000 余台。在省内率先全市域部署“智医助理”系统，实现远程医疗向村卫生室延伸，诊断报告可在 10 分钟回传村卫生室，农村群众“足不出村”即可完成眼耳鼻常见病筛查和血常规、尿常规检查。

（三）坚持建管并重，突出服务成效

统筹抓好村卫生室运行管理，改造提升后的村卫生室房屋产权公有，人财物由乡镇卫生院一体化管理，每季度对乡村医生进行绩效评价。市财政安排近 200 万元资金，为全市村卫生室全覆盖购买了医疗责任保险，区（市）财政累计拨付村卫生室运行经费 1 808 万元，增强其稳定性和抗风险能力。

三、实施“七个一批”，提升基层服务“软实力”

把破解基层卫生人才短缺问题摆在突出位置，畅通渠道，充实岗位，稳定壮大人员队伍。通过“招进来、送出去、沉下去、留下来”充实优化乡村医生队伍，实施人才队伍建设“七个一批”（利用乡镇卫生院空编招聘一批、送到上级医院学习提升一批、骨干乡村医生外送培训一批、中医药适宜技术普及一批、上级医院结对帮扶一批、乡镇卫生院派驻接管一批、退休医生返聘带动一批），不断提升乡村医生学历水平和执业能力。

（一）用好用活政策，强化人才招引

用好用活“大学生乡村医生专项计划”“县招乡管村用”、公费医学生等基层人才招引政策，为 20 名新招录大学生村医落实乡镇卫生院编制和同等待遇，由县级统一新招录 21 名新型乡村医生纳入乡镇卫生院管理，累计培养 201 名公费医学毕业生在基层选岗就业。乡村医生中执业（助理）医师占比达 55%。落实基层职称评价“双定向”倾斜政策，以实绩突出、能力过硬为导向，2021 年以来共有 526 名基层医务人员通过高级职称评审，让更多基层医生留得住、有发展。

（二）开展“千医培训”，加强乡村医生培养

市财政投入 300 余万元专项资金支持乡村医生“千医培训”，市卫生健康委遴选资深专家组建师资团队，一人一册建立参学档案，构建起集中培训 + 个性化指导、课堂检测 + 定期考核、线上学习 + 基地轮转的

培训机制，已开展培训 424 场次，培训乡村医生 1.3 万人次，乡村医生能够初步识别和诊断 40 种以上常见病、多发病。

（三）多措并举施策，推动资源下沉

扎实开展“万名医护进乡村”活动，健全城市医院帮扶县级医院、县级医院帮扶乡镇卫生院、乡镇卫生院帮扶村卫生室的“城市—镇街—村居”三级帮扶机制，派驻帮扶县级医院 113 人、乡镇卫生院（社区卫生服务中心）293 人、村卫生室 56 人，巡回诊疗服务 30 余万人次。在村卫生室设立名医基层工作站 156 处，289 名骨干医师定期到村卫生室坐诊授课，累计带教乡村医生 1 115 名，服务群众 7.4 万余人次，真正把优质医疗服务送到群众身边。

第二部分

服务能力提升

聚焦“七化、一标准、五转变、五机制”策略全面推进乡镇卫生院“十大功能中心”建设

江苏省

为持续提升江苏省农村区域性医疗卫生中心（即重点中心乡镇卫生院）的建设发展水平，更好地发挥服务周边乡镇的辐射作用，在前期推进达到二级医院医疗服务能力基本标准的基础上，进一步整合优化资源，完善服务功能，提升内涵建设质量。2022 年，江苏省卫生健康委制定并印发了《江苏省农村区域性医疗卫生中心十大功能中心建设指南》，聚焦“七化”，采取“一标准、五转变、五机制”的策略，遵循“干有方向、建有标准、动有路径、绩有目标、示范引领、以点扩面”的建设路径，全面推进“十大功能中心”的建设工作。

一、建设基础

2018 年，江苏省在 76 个涉农县区、依托中心乡镇卫生院、按照县级医院医疗服务能力基本标准规划建设 200 个农村区域性医疗卫生中心，并纳入省政府民生实事项目。2020—2022 年，基本实现建设目标，医疗服务能力普遍达到二级医院基本标准。每个农村区域性医疗卫生中心平均服务覆盖 4.28 个乡镇、17.1 万人口；平均建筑面积 1.51 万平方米、开设床位 145 张；平均职工 172 人、基层卫生骨干人才 10 人；二级临床科室平均设置数量超过 12 个、配备 10 种以上大型医疗设备，平均建有省市级基层特色科室 2.6 个；普遍建立远程会诊、远程影像、远程心电、远程病理、远程检验等中心，开设上级医院专家工作室；平均诊疗病种数超过 150 种，门急诊和住院量普遍提高 10%~30%。

二、建设目标

切实以人民健康为中心，聚焦“基本服务能力现代化、人群相近服务功能场所资源整合化、服务体验质量就近就便优质化、服务流程运行管理科学化、管理责任绩效考核精细化、服务效率最优化和效益最大化”总体目标，推动指导各农村区域性医疗卫生中心在服务水平上实现病种技术服务管理全面提档升级转变；在服务理念上实现从被动服务到主动服务转变；在服务内容上实现从疾病诊疗到居民早防早筛早治转变；在服务覆盖上实现从辖区居民到区域机构居民联动转变；在服务周期上实现从任务定期到日常服务随时评估转变。通过基层整体防病、治病和健康管理服务能力“拔高、前延、全程、扩面、日常”迭代变革，努力让广大城乡居民就近享有公平可及、系统连续、优质高效的医疗卫生服务。

三、建设思路

（一）聚焦服务功能完善优化拓展内涵

聚焦提升农村常见病、多发病、慢性病、老年病等综合诊治能力目标，重点加强“康复疼痛、内窥镜、血液透析、妇儿、口腔、中医”六大诊治中心建设。积极搭建综合健康管理服务平台，重点加强“居民健康体检、接诊分诊（急救急诊）、精神卫生、基层卫生人员技能实训”四大中心建设。鼓励支持农村区域性医疗卫生中心牵头组建紧密型县域医共体，统筹集约利用辖区内的医疗卫生资源，构建协作联网运行的一体化乡村医疗卫生体系。

（二）严把正确建设发展方向

农村区域性医疗卫生中心是现有重点中心乡镇卫生院服务水平的提档升级，其性质上仍属于基层医疗卫生机构。目的是适应农村居民期盼就近享有更高水平的医疗卫生健康服务需求，切实解决传统卫生院“散、小、弱”问题。一方面，鼓励支持农村区域性医疗卫生中心拓展诊疗服务病种、技术项目和用药目录范围，不断提高治病能力；另一方面，始终坚持基层医疗卫生机构的基本功能定位不动摇，不断强化全程、综合、连续健康管理服务，提高防病和健康管理能力。坚决防止农村区域性医疗卫生中心盲目向二级综合医院或专科医院方向发展，严把医疗卫生机构分类代码“C”不变更。

四、建设标准

依照“基本功能定位、基本建设任务、基本建设标准、基本建设指标”的四个基本统一架构格式，遵循简单明了、基层易懂，实用高效、基层易上手的原则，江苏省细化、实化、量化、具象化十大功能中心的建设标准指南。以居民健康体检与健康管理中心为例。

（一）基本功能定位

立足全面提升农村居民健康体检与健康管理质量，搭建较高水平片区居民健康体检和健康管理的综合服务管理平台。

（二）基本建设任务

1. 承担辖区内各类重点人群的常规体检、一般人群的特需体检，以及其他行业单位的委托体检等任务。

2. 开展家庭医生签约服务，优化融合建档、体检、筛查、诊断、治疗、管理的服务全流程。实施以居民个体健康为中心，慢性病、老年病等重点人群常见病为重点的居民规范化健康管理工作。

3. 承担片区内其他乡镇卫生院居民健康体检及健康管理技术的质量控制指导工作，分担共享超出其能力范围之外的体检项目如眼科、口腔科、CT、内窥镜检查等任务。

4. 承担片区范围内其他基层医疗卫生机构公共卫生服务技术指导工作。牵头推进片区范围内居民网格化健康服务管理。

5. 开展片区社区疫情防控技术培训指导和资源统筹使用。

（三）基本建设标准

1. 相对独立设置健康体检和健康管理区域。业务用房面积达到300平方米以上。

2. 设置候检、登记报告、采样、功能检查、筛查评估等区域；开设内、外、妇(儿)、五官(眼)、口腔、影像、超声、心电等基本检查室。

3. 配有专用的彩超、心电图机、肺功能仪等基本检查设备。配备DR、全自动生化分析仪、CT(MRI)、内窥镜、骨密度仪等常规体检设备。

4. 至少配齐适合体检项目和体检居民数量的医护人员。至少配有具有高级职称的主检医师1名、具备医防融合服务管理能力的全专科执业医师1名、行政组织管理人员1名。

(四) 基本建设指标

1. 年体检量达到10 000人次以上。

2. 辖区居民家庭医生首诊签约率达到25%以上。

3. 参与片区其他基层医疗卫生机构居民健康体检管理和技术指导,每年实现机构全覆盖。

五、建设路径

(一) 合理规划

明确提出2030年全省200个农村区域性医疗卫生中心每个至少建成8个通用类功能中心,即居民健康体检与管理中心、接诊分诊中心、康复疼痛中心、消化内镜中心、妇儿中心、五官中心、中医中心、精神卫生中心;根据需要建设2个选建类功能中心,即血液透析中心和基层卫生人员技能实训中心。2023年拟定长远建设规划和每年建成计划。

(二) 稳步建设

立足长远,因地制宜,按照“一院一策、分类分步、确有效果”建设原则,统筹推进建设任务落实。各县区研究制定具体建设方案,明确建设目标、建设任务和分年度建设完成时限表等,落实政府投入责任和相关保障政策。

六、保障措施

(一) 党委、政府主导机制

江苏省将农村区域性医疗卫生中心功能中心建设纳入《江苏省基

层卫生条例》和党委、政府乡村体系改革，省乡村振兴和省委、省政府重点工作任务目标，从法律和五级书记层面予以保障推动，同时各地均纳入地方党委、政府乡村振兴和强基工程实施重点建设项目。

（二）持续投入动力机制

采取补短板、强弱项、建新项的思路，由地方财政主建，每个功能中心总体按照 200 万 -500 万元投入。省财政每年安排 2 500 万元专项资金，对每年通过省评定的 80-100 个功能中心给予以奖代补。

（三）政策扶持激励机制

对达到二级医院建设水平的农村区域性医疗卫生中心，保持现有财政投入和补偿政策不变，人才梯队、专业技术岗位总量和结构、医疗技术、药品配备等方面，按照二级综合医院相关政策标准执行。高级职称岗位比例可以提高到 25%、基本药物使用比例降低到 45% 以下、绩效工资核定总量提高到 160%~195% 等。

（四）技术孵化支撑机制

组建省、市基层业务技术和管理孵化中心，建立专家工作室、联合病房、结对专科，常态化开展技术精准结对帮扶。同时依托江苏省医院管理中心、基层卫生协会、专科委员会加强机构间、地区间典型经验交流。

（五）建立质控机制

建立十大功能中心建设进展情况的动态监测与调度机制。依托江苏省基层特色科室孵化中心，成立质控中心，制定质控指标体系和评价方案，定期开展培训和现场质控指导。省级部门对基层择优申报的功能中心进行集中、严格的评价和质询，确保每年基本建成并通过评定的功能中心比例控制在 50% 以下。

七、实施效果

（一）建成两批功能中心

2023—2024 年，全省 200 个农村区域性医疗卫生中心共建成十大相关功能中心 283 个，其中康复疼痛 44 个、消化内镜 103 个、口腔（五官）21 个、中医（五级中医馆）83 个、精神心理卫生服务管理中心 5 个、血液透析中心 27 个。

（二）基本建设明显改善

以消化内镜诊疗中心为例。一是基础设施设备提档。业务用房面积达 199.4 平方米；添置 HP 检测试剂或检测仪、高清胃肠镜及主机、氩气刀治疗仪、麻醉机等消化道疾病早筛早检早治大型专业设备；服务流程进一步优化，全部规范设置等候区、接诊区、医护办公室、HP 检测室、示教室、检查室、储镜室、消洗区，确保医疗规范和安全。二是人员配备升级。平均拥有全专医师 2.7 名、麻醉师 1.3 名、护士 2.3 名，医护人员均经过三甲医院专科进修培训。

（三）技术能力和服务功能进一步拓展

如消化内镜诊疗中心从过去的单纯内镜检查逐步拓展到内镜下止血、取异物、黏膜切除术等，平均年检查治疗量达 1 700 余人次；康复疼痛诊疗中心能运用物理因子、传统康复、手法治疗、运动训练、注射等多种方式提供全面的康复治疗，平均年诊疗量超 5 000 人次、康复治疗 1 300 余人次。在原有诊疗功能基础上，各功能中心逐步拓展向周边居民提供早癌等疾病筛查、常见病综合防治知识健康教育、协助健康管理等服务，从过去的初诊、转诊功能拓展至早筛早治、早防早管全周期服务，并向片区内其他乡村医疗机构提供技术培训、指导和双向转诊，发挥区域辐射作用。

（四）老百姓认可度进一步提升

各功能中心在严格把握建设发展方向基础上，不断强化全程、综合、连续的健康管理服务，提高片区居民疾病预防和健康管理能力，提高了片区居民信任感和认可度。2024 年，各功能中心诊疗量较上年提高 5%~50%，片区外居民流入功能中心诊疗占比普遍达 25% 以上。

建好三个体系　实施五项措施
强力推进乡镇卫生院提质升级

河南省

河南省深入贯彻新时代党的卫生与健康工作方针，把乡镇卫生院能力建设作为整个乡村医疗卫生体系的重要枢纽，从政策制定、资源配置、人才培养等多个维度体现“健康优先”，强化决策执行体系、政策支持体系和投入保障体系建设，实施五项具体措施（薄弱乡镇卫生院补短达标，县域医疗卫生次中心建设，“五个 100”实践样本的打造，设备更新集中采购，基层卫生人才培养）强力推动乡镇卫生院提质升级，呈现出阵地建设提档升级、人才队伍提标扩能、服务能力提质增效的良好发展态势。

截至 2024 年年底，全省 1 998 个乡镇卫生院中，1 991 个基层医疗卫生机构达到“优质服务基层行”活动服务能力基本标准，占 99.6%，其中 951 个达到推荐标准，占 47%；119 个基层医疗卫生机构通过二级综合医院评审。全省乡镇卫生院环境更加整洁优美、服务更加系统连续，管理更加优质高效，基层群众就医获得感持续提高。

一、突出引领力，构建上下联动、协同高效的决策执行体系

（一）持续加强组织领导

省委、省政府高度重视乡镇卫生院提质升级工作，将乡镇卫生院、社区卫生服务中心服务能力全面达标和建设县域医疗卫生次中心等写入省政府工作报告，连续两年将加强基层医疗卫生人才培训等纳入省重点民生实事。建立各级卫生健康部门领导班子成员基层联系点制度，定期督导调研，重点帮助解决乡镇卫生院建设方面遇到的实际问题。

（二）持续加强部门联动

成立全省乡村医疗卫生体系建设工作专班，由省卫生健康委、省委农办牵头，省发展改革委、财政厅、人力资源和社会保障厅、医保局等部门组成，定期召开联席会、协调会，通报工作进展，推广成功经验，分析存在问题，研究解决办法，安排下一步工作，确保各项政策落地见效。

二、突出协调性，打造前后衔接、配套完善的政策支持体系

2021年，省政府印发《河南省“十四五”公共卫生体系和全民健康规划》，明确提出“十四五”期间重点支持300所中心卫生院提质升级，达到或接近二级综合医院水平，支持1 000所乡镇卫生院和社区卫生服务中心标准化改造。2023年，省委、省政府印发《河南省乡村医疗卫生体系改革提升攻坚行动实施方案》，明确提出中心乡镇卫生院提质升级等5项提升攻坚任务和高质量建设县域医共体等12项改革攻坚任务。配套出台县域医疗卫生次中心建设指南、打造基层医疗卫生机构“五个100”实践样板、薄弱乡镇卫生院补短达标，以及乡村医生培养、高质量推进紧密型县域医共体建设等一系列政策措施，进一步深化、细化政策落实。

三、突出公益性，健全汇集资源、聚焦重点的投入保障体系

坚持以重心下移促进资源下沉，创造一切有利条件，实现资金、项目、设备、人才等资源下沉基层。从2024年起，三年投入15亿元，依托中心乡镇卫生院建成300个县域医疗卫生次中心，省财政按照每个500万元的奖励标准给予补助。从2023年起，五年内投入5亿元，在全省基层医疗卫生机构中打造500个全专结合、医防结合、中西医结合、医养结合、安疗结合的实践样板。2024年，中央预算内投资的5亿元“以旧换新”项目资金全部投向乡镇卫生院，支持365个乡镇卫生院更新配置CT、DR、彩超、全自动生化分析仪和急救型救护车等设备。每年投入

3 亿元用于基层卫生人才引进培养，提高其岗位胜任力。

四、突出实效性，建设功能齐备、特色鲜明的乡镇卫生院

（一）薄弱乡镇卫生院补短达标，巩固“基本盘”

河南省各县（市、区）按照补短达标方案要求，定计划，建台账，抓落实。2024 年各县（市、区）投入 10.8 亿元，不断改善乡镇卫生院业务用房、设备配备等基础设施条件，持续改进服务质量，稳步提升服务能力。328 所薄弱乡镇卫生院服务能力达到基本标准，其中 155 家达到服务能力推荐标准。

（二）县域医疗卫生次中心建设，带来发展“新引擎”

按照县域医疗卫生次中心建设指南要求，先后配套出台了申报遴选方案、项目实施方案、验收方案等政策。2024 年，100 所中心乡镇卫生院投资 10 亿元提质升级建成了县域医疗卫生次中心，61 所通过二级综合医疗评审；90% 的县域医疗卫生次中心配置了 CT 或核磁共振、设置了急诊科及配套科室；建成胸痛救治单元 65 个、卒中救治单元 60 个；设置康复医学科的比例达 85%，开展医养结合服务的 78 所、安宁疗护服务的 62 所。县域医疗卫生次中心服务功能进一步拓展，对周边乡镇的辐射带动作用明显增强。

（三）“五个 100”实践样板的打造，开拓服务“新路径”

在 2023 年成功打造医防结合、全专结合、中西医结合、医养结合、安宁疗护实践样板 100 个的基础上，2024 年各县（市、区）共申报实践样板 220 个，正在进行审核验收。截至 2024 年年底，全省乡镇卫生院基本实现中医馆全覆盖，其中 675 个建成省级示范中医馆，占比超过 25%。设置登记康复医学科的乡镇卫生院比例提高至 38.9%，开展医养结合服务的 170 家，开展安宁疗护服务的 282 家；建成肛肠、疼痛、骨伤、眼科、皮肤等有影响力和吸引力的特色专科 237 个，有效满足群众多样化、个性化服务需求。

（四）设备更新集中采购，提升服务“新效能”

河南省对 CT、DR、彩超、全自动生化分析仪和救护车共 1 026 台医

疗设备进行集中采购，总金额达 9.33 亿元。365 家乡镇卫生院将实现医疗设备的迭代升级，可实现对多种疾病的快速、准确检验检测，扩大医疗服务的范围，让群众在家门口享受到快捷、准确、高效的服务。

（五）基层卫生人才培养，持续提供“原动力”

每年投入 3 亿元用于基层卫生人才引进、培养。一是不断壮大基层卫生人才队伍。2024 年培训乡镇卫生院骨干医师 3 000 人，转岗全科医生 2 024 人，助理全科医生 2 003 人。二是开展基层卫生人员全员在线培训。19 个岗位必修专业课程不少于 30 或 60 个学时，全年在线学习并考试合格人数超过 16.2 万人。三是每年培训 1 250 个家庭医生团队、5 000 名签约服务人员，并开展岗位练兵和技能竞赛。把“三基培训”制度化，以赛促学、以赛促练、以赛促用，有效提高基层卫生人员的岗位胜任力。

推进基层心脑血管疾病一体化防治 打造健康中国建设“湖北样板”

湖北省

近年来，湖北省坚持以人民健康为中心，针对心脑血管疾病高患病率、高致残致死率、高疾病负担等特点，将心脑血管疾病防治及高血压、糖尿病、高脂血症、房颤等前置风险因素的健康管理统筹一体化推进，以提高慢性病患者规范管理率、控制率和降低心脑血管疾病发病率、致残率和致死率为目标，打通人民群众生命救治“第一公里”，当好群众家门口的健康守护者。

截至 2024 年年底，全省已累计完成认证基层胸痛救治单元 965 家、覆盖率达 64%，卒中防治站 1 052 家、覆盖率达 70%，心律失常防治单元 921 家、覆盖率达 61%，建设认证数量均居全国第一；全省基层医疗卫生机构已成功完成急性心肌梗死、急性缺血性脑卒中溶栓共计 6 637 例，完成急性心律失常紧急救治转诊 3 086 例，得到基层群众的高度认可；已累计完成慢性病和心脑血管疾病筛查 1.2 亿人次。

一、“一盘棋”全面推进，筑牢健康优先战略“主阵地”

（一）坚持高规格推进

省委、省政府把影响群众健康突出问题“323”（心脑血管疾病、癌症、慢性呼吸系统疾病 3 类重大疾病，高血压、糖尿病 2 种基础疾病，出生缺陷、儿童青少年近视、精神卫生 3 类突出公共卫生问题）攻坚行动作为重大战略部署，印发《湖北省影响群众健康突出问题“323”攻坚行动方案(2021—2025 年)》。自 2022 年起，将慢性病和心脑血管疾病等重大疾病免费筛查纳入省政府十大民生实事项目，将一体化防治相关指标纳入乡村振兴实绩考核和健康湖北发展指数评价体系，每年对防治站认证成功的基层医疗卫生机构和一体化防治优秀县（市、区）给予奖励。

（二）坚持高层次谋划

省卫生健康委印发《湖北省推进基层心脑血管疾病一体化防治工作实施方案》，省级防治中心印发《基层心脑血管疾病一体化防治技术方案》，进一步完善疾病筛查、诊疗，防治站建设与认证、质量控制等支撑性技术标准，17 个市（州）相继印发细化实施方案。全省卫生健康系统以基层为重点，构建“省市县乡村”全区域一体化防治体系，开展“高糖脂心脑”全病种一体化健康管理，构建“防筛管治研”全流程一体化防治服务闭环，形成既体现差异性、又实现同质化，上下联动、急慢分治的慢性病和心脑血管疾病防治服务模式。

二、“一张网”全面覆盖，打好服务能力提升“主动仗”

（一）推动防治网络建设，完善一体化服务体系

全省乡镇卫生院、社区卫生服务中心全面开展基层心脑血管疾病防治站建设，在县域内构建以县级防治中心为核心、以基层心脑血管疾病防治站为基础、以村卫生室（社区卫生服务站）为前哨的心脑血管疾病一体化防治网络，着力构建上下联动、双向转诊、防治结合的心脑血管疾病和慢性病防治一体化服务体系。

（二）规范疾病筛查，降低高危人群发病风险

基层医疗卫生机构根据“三高共管”“应筛尽筛”要求，对辖区内 35 岁及以上居民和慢性病高危人群开展普遍性筛查，并对筛查出的重点人群开展专病筛查。截至 2024 年年底，筛查后新确诊慢性病及心脑血管疾病患者并纳入规范化管理的达到 270 余万例。

（三）强化健康管理和应急救治，提升医防融合能力

1. 在“筛”的基础上加强“管”和“治”　对筛查发现并确诊的慢性病和心脑血管疾病患者开展风险评估并按分级分类原则提供后续健康管理和诊疗服务。

2. 从“建”转移到以“用”为重点　不断提高急性心脑血管疾病的

识别、转运和静脉溶栓能力。截至 2024 年年底，全省已管理高血压患者达 575 万人，高血压患者基层规范化管理服务率达 84.5%；已管理糖尿病患者达 175 万人，2 型糖尿病患者基层规范化管理服务率达 83%。

三、“一条心”全面携手，锻造基层专业队伍“主力军”

（一）聚焦招才引智，为基层一线“输血”赋能

1. 建立专家智库　成立两院院士领衔、心脑血管疾病专家组成的智库。

2. 开展人才专项招聘　2021—2023 年，共拿出 1 万个编制为基层招聘医疗卫生人才，超额完成任务，共招聘 10 419 名基层医疗卫生人才。

3. 实施“万名大学生乡村医生配备”项目　通过定向培养、社会招聘、上级派驻、学历提升四种途径，2021—2023 年全省新增配备 1.3 万余名大学生村医，其中免费定向培养大专学历乡村医生 4 500 名，将在 2024—2026 年毕业后安排到村里工作，逐步实现“一村一名大学生乡村医生”。省、县两级财政对定向培养的大学生村医补助学费、生活费每人每年 1 万元。

（二）聚焦帮扶指导，为基层一线“活血”增效

1. 开展技术培训　重点提升疾病的预防、筛查、识别等业务水平。截至 2024 年年底，已开展线上线下培训 6.2 万场，培训医务人员 120 余万人次。

2. 专家下沉定点帮扶　选派上级专家开展派驻和能力帮扶，帮助基层提升慢性病和心脑血管疾病诊疗能力。上级专家对基层心脑血管疾病防治站指导达 4 万次。

3. 拓宽人才培养渠道　开展省级专项培训，培训基层胸痛单元、卒中防治站、心律失常防治单元医务人员。

（三）聚焦留才储贤，为基层一线“造血”提质

1. 推进薪酬制度改革　落实“两个允许”，提高基层医务人员特别是业务骨干的收入水平。武汉、宜昌、襄阳率先开展基层医疗卫生机构“公益一类保障、公益二类管理”改革试点。

2. 提高基层卫生人才待遇　逐步提高乡镇卫生院和社区卫生服务中心高级专业技术岗位占比达到10%。符合条件的乡村医生通过选举进村“两委”班子，发挥公共管理效能。

3. 落实乡村医生养老保障　全省所有县（市、区）均落实在岗乡村医生参加养老保险补助和离岗乡村医生养老生活补助政策。

四、“一揽子”全面支撑，畅通优质高效服务“主渠道”

（一）提档升级，推进紧密型县域医共体建设

全省81个县（市、区）已经建立114个县域医共体，覆盖全省1 105家乡镇卫生院及社区卫生服务中心。

（二）提标扩能，提高基层设施设备水平

全省基层医疗卫生机构配齐心电图、基于X射线的数字化医学影像设备（digital radiography，DR）、彩超等数字化设备，共配置949台移动医疗卫生服务车和2.2万余套智能健康包。省级补助已为中心乡镇卫生院配置149台CT设备，2025年将实现全覆盖。

（三）提质增效，建立数字化医疗服务体系

投资5亿元，建成省级健康医疗大数据中心。开展“心电一张网”、远程病理、远程影像、远程会诊、远程超声等数字化医疗服务体系建设。全省已有20多个县（市）建设“横向到边、纵向到底”的一体化健康信息平台，实现信息互通共享。

（四）提速扩面，提升全民健康素养

建立常态化健康宣教机制，提升健康素养。截至2024年年底，已开展线上线下科普19.4万次，举办义诊活动9万场，义诊受益群众达到988万人次，居民健康素养水平从29.1%提升到36.1%。

需求所指 服务所向 推动基层特色专科发展之路

广东省江门市

广东省江门市通过人员、技术、服务下沉，逐年培育和遴选一批契合基层医疗卫生机构功能定位、符合城乡居民需求的“江门市基层特色专科”，以学科建设带动基层医疗服务能力提升，满足群众日益增长的健康服务需求。

一、主要做法

（一）全方位谋划，把好基层特色专科建设方向

2020 年以来，江门市先后印发了《关于开展基层特色专科建设工作的通知》《江门市基层特色专科建设与评审工作方案》等文件，力争通过 5 年左右，使全市 40% 左右的基层医疗卫生机构建有特色专科，推动形成基层医疗卫生机构与二级及以上医院功能互补、差别化发展的格局。

1. 注重“需求导向性” 江门市地域广阔，东西部发展不平衡，受交通和就医便利性等影响，居民需求差别较大，基于此，“江门市基层特色专科”以镇街居民需求为基本导向，主要针对老年人、妇女、儿童、慢性病患者等重点人群提供特色诊疗服务，如在工业区培育“手足外科”、在老年人较多的乡镇培育“老年医学科”。

2. 注重“发展差异性” 立足于“基层”这一定位，“江门市基层特色专科”与上级医院错位发展，不强挤“高精尖”领域，主要做好常见病、多发病、地方病的诊疗服务，做好急诊、急救、转诊服务，如培育“血液透析中心”“医养融合中心”等，守好分级诊疗应有阵地。

3. 注重“标准适用性”　江门市制定了基层特色专科评价标准，以评价标准引领学科培育和学科建设。针对基层医务人员学术、科研能力较弱，或部分学科无住院服务等实际情况，在开展学科评价时，标准条款可调整或标化，确保专科评价标准适用于不同类别的专科。

（二）全要素支持，打造基层特色专科发展环境

1. 经费支持　从2020年开始，江门市本级财政设立“基层医疗机构重点专科建设经费”专项资金，常态化纳入年度预算，对获评“江门市基层特色专科”的基层医疗卫生机构，给予最高每个机构25万元的经费补助，用于提升专科服务能力，累计已实际投入655万元。同时，江门市下辖鹤山市等县（市、区）也配套建设经费，用于特色专科的前期培育和后续发展等。除地方专项资金外，江门市还借力广东省“万名医师下乡”等省级经费，合力推动专科发展，发挥资金叠加效应。

2. 技术帮扶　**一是**实施“卫生首席专家下基层计划”，为3家升级建设的中心卫生院各招聘2名已退休的高级职称医师担任首席专家，全职工作3年，建设1个特色专科，开展1项以上新业务、新技术，“传、帮、带”打造1个专科团队。**二是**实施“县域医共体内分片区组团式帮扶项目”，医共体总院每年安排不少于8个团队下沉到基层分院，参与日常门诊、病区查房、病例讨论、会诊、手术等。**三是**实施“适宜技术下基层计划”，综合群众健康需求和基层医疗卫生机构短板弱项，每年遴选适用性、安全性、有效性和经济性较高的卫生健康适宜技术进行推广。所有县（市）中医院建立中医药适宜技术推广中心，分别确定不少于10类45种应对常见病、多发病并适合基层开展的中医药适宜技术，推广下沉到基层。**四是**落实“执业医师下基层”制度，每年安排不少于100名市直医疗卫生机构的医师，到县级以下或对口支援医疗卫生机构服务累计一年以上。

3. 指导借鉴　**一是**送教上门。江门市卫生健康局成立了399名人员组成的专家组，专家组在参与学科决策咨询、考核评估的同时，还对规划建设、计划申报的专科开展业务指导，对专科发展定位、技术能力提升、服务项目拓展等进行把关。**二是**经验互鉴。通过集中PPT汇报、一对一调研学习等方式，组织学科建设工作优秀的基层医疗卫生机构传授

经验，相互交流促进。**三是**宣传推广。在《江门日报》开设“优质健康服务基层行”专栏，每年 12 期，从诊疗技术、服务案例等方面对特色专科进行宣传报道，扩宽社会知晓度。

（三）全过程培育，推动基层特色专科发展壮大

1. 周期性开展复核 为督促已建成的特色专科持续提升服务能力，江门市明确“江门市基层特色专科”的有效期为 4 年，周期结束当年，由市级组织专家开展复核，经复核后符合要求的，特色专科可延伸下一个周期，对出现医保等方面违法违规行为或服务能力明显下滑的，取消“江门市基层特色专科”称号和牌子，或予以黄牌警告。2024 年，对 2020 年获评的 10 个“江门市基层特色专科”开展复核，共取消 1 个、警告 2 个。

2. 追加式给予支持 除每四年开展周期复核，江门市还适时开展不定期评估。2022 年，江门市组织市直医疗卫生机构专家对 2020—2021 年获评的“江门市基层特色专科”进行评估，并对得分排名前五的机构给予“二次”补助，分别追加 22 万元、20 万元、18 万元、16 万元、14 万元的经费，用于特色专科进一步开展学科能力建设、人才队伍建设等。

3. 常态化落实监测 获评“江门市基层特色专科”后，各县（市、区）卫生健康行政部门和专科所在基层医疗卫生机构要承担管理责任，统筹学科布局，落实技术指导，补齐短板弱项，进一步支持专科发展壮大。市本级建立监测指标体系，从“获得上级支持情况、人才队伍建设情况、业务开展情况、业务收入情况、下一步建设规划”5 个方面开展常态化监测，对专科发展现状、问题、方向等进行把脉，及时纠偏和补漏，研究对策方法。

4. 升华式培育发展 为推动部分技术优、服务好、群众认可度高的学科进一步提质增效，对评定为“江门市基层特色专科”的学科，特别是所在机构为中心卫生院或为承担乡镇卫生院职能的二级医院的，鼓励和支持其对照市级临床重点专科、临床（中医）重点专科等标准来进一步提升，同等条件下优先推荐为市级有关学科建设候选项目，配合县域医疗次中心及新型城镇化建设等发展布局。

二、工作成效

（一）基层医疗学科体系日臻完善

经过五年时间的特色专科规划、培育、建设，江门市已建成“江门市基层特色专科”44个（不含获评后摘牌的专科）。江门市基层医疗卫生机构100%设置了中医馆、全科诊室等，慢性病管理、老年医学、口腔、康复等业务得到夯实，越来越多的机构拓展了医养结合、臭氧治疗、血液透析、家庭病床、手足外科等领域，部分专科建设成果得到省、市有关部门的宣传推广。

（二）分级诊疗承接能力不断夯实

1. 技术水平得到提高　44个“江门市基层特色专科”中，43个专科都较申报前增加了卫生技术人员。通过帮扶“输血”与自身“造血”，44个专科共拓展新项目、新技术68项。部分特色专科诊疗技术在其他多个乡镇卫生院得到推广借鉴，如雅瑶镇卫生院的臭氧治疗中心、罗坑镇中心卫生院的肾内科（血液透析中心）等。

2. 服务量得到提升　“江门市基层特色专科”通过合理拓展诊疗业务、优化服务供给、提升周边区域覆盖能力等方式，2024年度的门急诊量较申报前提升了22.66%，住院量提升了6.59%，增幅均高于乡镇卫生院和社区卫生服务中心的整体增速。部分基层医疗卫生机构的针灸科、耳鼻咽喉科、慢性病专科，业务量实现成倍增长，有效推动“双向转诊、急慢分治、上下联动”的分级诊疗进程。

（三）群众满意度持续提升

挂牌“江门市基层特色专科”后，部分诊疗技术在区域内形成一定的品牌影响力。如沙堆镇卫生院针灸科的“浮针”技术，服务不仅辐射到了周边地市，还吸引较多的港澳居民前来就诊。经抽样调查，城乡居民对基层特色专科的综合满意度超过90%，其中接受中医药适宜技术治疗的患者满意度达到92%。

打通胸痛救治“起跑一公里”当好基层健康员

黑龙江省哈尔滨市呼兰区

心脑血管疾病作为严重威胁我国居民健康的重大慢性疾病，其防治工作一直是医疗卫生领域的重点与难点。近年来，随着我国人口老龄化进程的加快和生活方式的改变，心脑血管疾病发病率持续攀升，已成为影响居民健康的主要公共卫生问题。黑龙江省哈尔滨市呼兰区建设胸痛单元，旨在提升基层医疗卫生机构对胸痛疾病的救治能力，优化区域胸痛救治体系，有效降低心脑血管疾病的死亡率和致残率，切实为广大人民群众的生命健康筑起坚实防线。

一、主要做法

（一）以组织协同为引领，强化统筹推进

1. 构建网络 为确保胸痛单元建设工作的顺利实施，呼兰区卫生健康局充分发挥牵头作用，依托哈尔滨医科大学附属第二医院在心血管疾病方面先进的诊疗技术水平，以呼兰区第一人民医院胸痛中心为核心，统筹辖区17家基层医疗卫生机构及162个村卫生室，构建覆盖全区的胸痛急救网络。

2. 制定工作计划 出台了《关于推进呼兰区胸痛救治单元建设实施方案》《胸痛患者转诊管理办法》等一系列文件，并制定了详细的工作计划，确保在2024年实现全区100%基层医疗卫生机构达到胸痛单元建设标准。首先，明确了组织架构建设、人员培训、设备配备、流程优化等具体任务，并落实到相关责任单位。其次，精确设定2024年时间节点，分阶段推进项目实施。7月底前完成基层医疗卫生机构心电监测设

备的接入，8 月底前完成项目规划和试点单位确定，9 月底前实现全部基层医疗卫生机构达标建设。

（二）以网络构建为支撑，完善救治体系

1. 构建区域胸痛中心联盟 以呼兰区第一人民医院胸痛中心为核心，联合基层医疗卫生机构及村卫生室，构建区域胸痛中心联盟。呼兰区卫生健康局协调联盟内医院与基层医疗卫生机构建立紧密的协作关系，通过签订合作协议等方式，明确双方在胸痛患者救治中的权利和义务。

2. 搭建心电诊断判读平台 实现胸痛患者信息在各级医疗机构间的实时共享。利用绿色通道 APP，开展远程会诊、远程诊断等服务，切实保障基层医疗卫生机构遇到的胸痛患者能在最短时间内得到上级医院专家的准确诊断和治疗建议，提高救治的及时性和准确性。

3. 加强基层医疗卫生机构硬件设施配备 依据胸痛单元建设标准，制定基层医疗卫生机构硬件设施配备清单和建设规范。要求每个胸痛单元必须配备先进的心电图机、除颤仪、急救药品等基本设备，并按照标准设置专门的胸痛救治诊室和观察室。同时，加强对硬件设施配备的监督检查和指导，定期组织专家进行现场评估和验收。

（三）以人才培养为核心，提升专业能力

1. 组织开展胸痛救治专业培训 邀请省内知名心血管专家、急救专家等进行授课，内容涵盖胸痛的诊断与鉴别诊断、急救处理流程、心血管介入治疗技术等专业知识，以及医患沟通技巧、医疗质量管理等方面。针对不同层次的医务人员，设置基础班、提高班和精英班等，累计培训基层医务人员 1 232 人次，全面提高基层医务人员对胸痛疾病的认识和救治能力。

2. 建立人才培养长效机制 鼓励基层医疗卫生机构选派优秀医务人员到上级医院进修学习，要求上级医院为进修人员制定个性化的培养方案，安排专人带教。建立上级医院专家定期下沉基层指导工作机制，制定专家下沉工作计划，通过专家现场教学、病例讨论等方式，帮助基层医务人员解决实际工作中遇到的问题，提升基层医疗服务水平。

（四）以流程优化为重点，提高救治效率

1. 制定流程图 呼兰区卫生健康局会同医疗专家共同制定科学合

理的胸痛患者救治流程图，明确从患者就诊、心电图检查、诊断评估到启动急救治疗和转运等各个环节的具体职责和时间要求。比如，规定基层医疗卫生机构在患者就诊后 10 分钟内必须完成心电图检查，10 分钟内由专业医生作出初步诊断并给予相应治疗；对于需要转诊的患者，在 30 分钟内完成转诊手续办理等。同时，对每个环节的操作规范和质量标准进行详细规定，确保救治流程的规范化和标准化。

2. 建立绿色通道 协调医疗机构建立胸痛患者绿色通道，要求医疗机构在医院内设置明显的标识和引导牌，从医院入口到胸痛救治诊室、检查室、手术室等形成一条便捷的"绿色生命通路"。同时，与"120"急救中心建立紧密的联动机制，实现信息互通共享。"120"急救人员在接到胸痛患者后，立即将患者信息传输至胸痛单元，基层医疗卫生机构提前做好救治准备，实现急救车与胸痛单元的无缝对接，最大限度缩短患者的救治时间。

（五）以宣传教育为助力，增强健康意识

1. 开展宣传教育 组织各级医疗机构深入社区、农村、学校等场所，开展形式多样的胸痛防治知识宣传活动。定期举办健康讲座，邀请专家为居民讲解胸痛的症状、危害、预防措施及急救知识。发放宣传资料，内容包括胸痛疾病常识、急救操作指南、就医流程等，累计发放宣传资料 12 532 份。开展义诊活动，为居民提供免费的心电图检查、血压测量、健康咨询等服务，累计开展义诊活动 102 场次，受益群众达 3 521 人次。

2. 提高社会知晓度 联合融媒体部门，广泛宣传胸痛单元建设的意义和成效。通过电视、广播、报纸、新媒体等多种渠道，定期发布胸痛防治知识；制作专题宣传片，在公共场所循环播放；组织专家访谈节目，解答群众疑问。通过全方位、多角度的宣传，营造全社会关注胸痛救治的良好氛围，提高公众对胸痛救治的知晓率和参与度。

二、主要成效

（一）救治效率显著提升，赢取宝贵生命时间

通过胸痛单元建设，胸痛患者从就诊到确诊的时间平均缩短至

3 分钟，较建设前缩短了 65%；从确诊到启动治疗的时间平均缩短至 2 分钟，大大降低了胸痛疾病对患者生命健康的威胁，为患者赢得了宝贵的救治时机。特别是在急性心肌梗死等危急重症的救治中，时间就是生命，每缩短一分钟都可能挽救一个生命。

（二）服务质量明显优化，构建安全医疗体系

通过远程会诊和专家指导，及时纠正误诊和漏诊病例，基层医疗卫生机构对胸痛疾病的诊断准确率明显提高，构建起更加可靠的医疗服务质量安全体系。患者就医体验得到明显改善，群众满意度显著提升。基层医疗卫生机构不再是简单的“转诊站”，而是真正能够提供高质量医疗服务的“健康守门人”。

（三）协同能力显著增强，实现高效区域救治

区域胸痛中心联盟内医疗机构协作紧密，信息共享顺畅。通过远程会诊和转诊机制，实现了胸痛患者的快速转运和救治，提高了区域内整体救治水平，构建起高效的区域协同救治网络。基层医疗卫生机构充分发挥作用，成为重要节点，推动实现胸痛救治“起跑一公里”高效运行，实现胸痛救治及时有效。

优化资源配置　强化服务供给
全力满足人民群众日益增长的健康需求

江苏省盐城市建湖县

2022年以来，江苏省盐城市建湖县坚持把保障人民健康放在优先发展的战略位置，按照“保基本、强基层、建机制”的工作思路，深入开展基层医疗卫生机构建设提档升级三年行动(2022—2024年)，围绕“一个中心”、实施“三大工程”、推进“四项改革”、开展“五项行动”，努力提升县域内基本医疗和公共卫生服务能力，为群众提供高质量的基层卫生健康服务。

一、围绕“一个中心”，汇聚发展动力

坚持“以人民健康为中心”，通过优化资源配置、强化医防融合、提升服务效率，确保群众“看得上病、看得好病、看得起病”。首先，坚持政府主导，落实政府的办医责任、领导责任，以提供全方位、全生命周期健康服务为目标，按照分级诊疗制度建设要求，建立15分钟健康服务圈，让群众就近获得系统连续的医疗卫生服务。其次，坚持问题导向，按照“扬优补缺”原则，科学精准确定基层医疗卫生机构建设目标，“一院一策”“一院一特”，实现错位发展，创新发展。再次，坚持医防融合，统筹提升县域公共卫生和医疗服务能力，强化医防在机制、人员、信息和资源等方面协同，全面提升服务质量，为群众提供优质、高效的预防、治疗、康复、健康促进等一体化的综合服务。最后，坚持中西医并重，健全县域中医药服务体系，推动中医药和西医发挥各自优势，相互补充，协调发展，促进中西医深度结合。

二、实施"三大工程",提升发展实力

(一) 实施阵地建设强基工程

1. 优化资源布局　县人民医院创成三级甲等综合医院,县域医疗服务龙头作用凸显。建成农村区域性医疗卫生中心 1 家、社区医院 11 家,标准化村卫生室社区全覆盖,镇村医疗卫生服务能力不断增强。加大院前急救体系保障力度,在乡镇卫生院建成院前急救分站 6 个。

2. 升级设施设备　通过财政投入、单位自筹等方式,累计投入资金 1.2 亿元,实施乡镇卫生院门诊楼、病房楼升级改造项目 5 个,更新 CT、DR、数字胃肠镜、彩色多普勒超声诊断仪等实用型医疗设备 91 台(套)。

3. 强化中医特色　全县建成五级中医馆 2 个,四级中医馆 6 个,三级中医馆 9 个,村卫生室建设中医阁实现全覆盖。积极推广中医药适宜技术应用,提高常见病、多发病和慢性病中医规范化诊疗服务能力,各中医馆、中医阁开展中医药适宜技术分别达到 6 类 15 项和 4 类 8 项,基层中医药服务量占比提升至 24.65%。

(二) 实施人才队伍提质工程

1. 加强人才引培　充分利用省农村订单定向医学生免费培养政策和"黄海明珠"计划,以临床、影像、口腔、康复人才为重点,为基层招聘卫生人才 147 名,其中培养农村定向医学生 50 名。探索建立基层卫生事业编制周转池制度,实行"县管乡用""镇聘村用"。

2. 加强教育培训　发挥县人民医院、县中西医结合医院 2 个基层实训基地功能,分批次开展基层卫生适宜技术培训。创新开展"健康建湖大学堂"培训活动,累计开展 15 期,培训 2 117 人次,实现基层在岗人员全覆盖。举办全县卫生健康系统基层管理队伍综合能力提升培训班,遴选 144 名基层骨干人才参加国培、省培项目。

3. 加强乡村医生队伍建设　实施大学生乡村医生专项计划,为村卫生室定向培养专科层次医学生 5 名,补充乡村医生后备力量。鼓励符合执业资格要求的卫生技术人员到村卫生室工作,全县村卫生室配备执业(助理)医师 301 名,覆盖率达 79%。

(三)实施服务能力优化工程

1. 坚持特色发展 17 家乡镇卫生院围绕辖区居民健康需求,结合自身发展实际和原有基础,通过借力乡贤资源、引进专业人才、更新添置设备、拓展新技术新项目等措施,做深做实基层特色专科建设。创成 21 个省、市级基层特色科室(省级 3 个、市级 18 个),建成省级糖尿病并发症筛查中心 2 家、省级慢性病筛防中心 1 家。

2. 坚持转型发展 加强基层医疗卫生机构适老化改造,将闲置床位转化为康复护理、安宁疗护床位,推动基层医疗卫生机构向医养结合医院、社区护理中心转型发展,探索"两院一体"发展新模式。建成医养结合机构 15 家,全县 17 家乡镇卫生院均与辖区公立养老机构签订合作协议,为 282 名集中供养老年人提供集疾病筛查、诊疗、康复、护理、养老为一体的综合性服务。

3. 坚持创新发展 强化全生命、全周期、全链条健康管理,以高血压、2 型糖尿病等慢性病管理为切入点,制定个性化签约服务包 11 种,创新"家庭式""点单式"签约,2024 年一般人群签约率达 48.0%、重点人群签约率达 71.6%、首诊签约率超 20%。

三、推进"四项改革",增强发展动力

(一)深入推进县域医共体机制改革

构建由县委、县政府主导的工作推进机制,围绕"县级强、乡级活、村级稳、上下联、信息通"目标,制定出台"1+N"县域医共体组织管理、投入保障、人事编制、薪酬待遇、医保支付、绩效考核等支持政策,全面推开紧密型县域数字化医共体建设,建成"1+17+233"(即 1 家县级医院、17 家乡镇卫生院、233 家村卫生室)组成的三级联动的医疗卫生服务体系,让群众享有更加公平可及、更加系统连续的健康服务。

(二)积极探索人事薪酬制度改革

认真落实"两个允许"要求,出台《建湖县基层医疗机构量化指标绩效考核方案》《建湖县基层医疗机构薪酬分配指导意见》,合理确定基层医疗卫生机构工作人员绩效工资总量,重点向临床一线、关键岗位、业

务骨干等医务人员倾斜，做到多劳多得、优绩优酬。2023 年和 2024 年，基层医务人员人均收入分别同比增长 6.3 个百分点、3.1 个百分点。

（三）全力推动数字化赋能改革

建成县域卫生健康信息平台，实现县域内电子健康档案、诊疗数据互联互通。大力推进“互联网 + 医疗健康”，依托县域数字化医共体，推广远程会诊、预约转诊、互联网复诊、远程检查等“掌上办”“网上办”，提升基层医疗卫生服务数字化、智能化水平，为基层临床医师、家庭医生常见病诊疗和慢性病管理提供决策支持。开发“健康建湖”APP，提供在线问诊、预约挂号、健康宣教等便民功能。

（四）协同推进医保支付方式改革

推动医保基金向基层倾斜，引导群众首诊在基层，基层医疗卫生机构医保支付比例提高至 30%。合理引导双向转诊，将符合规定的签约服务项目以及延伸处方、家庭病床等新增项目纳入医保支付范围，发挥全科医生和家庭医生团队在医保费用控制中的“守门人”作用，参保居民在基层就诊率保持在 60% 以上。

四、开展“五大行动”，深挖发展潜力

（一）开展“优质服务基层行”行动

加强乡镇卫生院设备、床位、人员等资源配备，完善住院、信息化等基础设施建设和设备提档升级，健全临床、公共卫生、医技等科室设置，做好辖区居民常见病、多发病和慢性病的基本医疗服务、基本公共卫生服务。17 家乡镇卫生院全部达到国家“优质服务基层行”服务能力推荐标准。

（二）开展重点人群健康守护行动

通过“网格化 + 信息化”精准摸底，建立动态健康档案，落实分类管理；组建家庭医生团队 188 支，为 15.63 万名 65 岁及以上老年人、2.27 万名糖尿病患者、6.74 万名高血压患者等重点人群提供上门随访、用药指导及健康监测服务。落实基层首诊和双向转诊，畅通就医渠道，建立绿色通道 26 条，重点人群就医满意度达 96%。

（三）开展传染病医防协同和医防融合行动

出台《建湖县医防融合工作方案（试行）》，强化疾病预防控制机构与医疗机构的人员交流和业务协作，实现人员通、信息通、资源通。在全县6家二级及以上医疗机构部署安装国家传染病智能监测预警前置软件系统，在县人民医院感染科试点推行临床医师和公共卫生医师“双师坐诊”制度。

（四）开展中医药振兴行动

组建“中医师＋家庭医生”团队，推广针灸、推拿、拔罐等中医适宜技术，为重点人群制定个性化治未病方案，高血压、糖尿病等慢性病患者中医干预率超60%，乡村医生中医药服务能力合格率达100%。开展“中医药文化进社区”系列活动，开展健康讲座、义诊咨询、养生功法教学等累计50余场活动，覆盖居民3万余人次，发放中医药科普资料5万余份，群众对中医药的认可度和获得感显著增强。

（五）开展群众满意度提升行动

各医疗机构建立“一站式”服务中心，整合相关流程，为患者提供更为便捷的引导和咨询服务。实施“先诊疗后付费”，推行“一次就诊付费一次”等举措，加强诊后管理与随访，确保患者接受持续、全面的医疗服务。畅通投诉举报渠道，主动接受社会监督。2024年，累计收集患者意见400条，全部完成整改。调查结果显示，参保居民在基层医疗卫生机构的就诊比例达60%以上，居民对基层医疗卫生服务的满意度达89%。

探索实践　创新赋能
构建紧密型城市医疗集团药事管理新范式

湖南省长沙市开福区

在深化医药卫生体制改革的大背景下，基层医疗卫生服务作为守护居民健康的第一道防线，其药事管理水平直接关系到群众的就医体验与健康福祉。然而，当下基层药事管理领域用药衔接不畅、药品配备不足、药学服务能力薄弱等结构性矛盾长期制约着区域医疗服务水平的提升。湖南省长沙市开福区紧抓紧密型城市医疗集团建设机遇，锚定问题靶向施策，通过系统性改革，从完善药事管理体系、强化药品供应保障、提升基层药事服务能力等方面构建起全方位、多层次的药事管理新模式，推动区域卫生健康事业迈向高质量发展，为居民安全用药、便捷就医筑牢了坚实防线。

一、体系重塑，搭建药事管理服务新体系

（一）健全组织架构，筑牢管理根基

成立开福区紧密型城市医疗集团药事管理与药物治疗学委员会（以下简称“药事会”），由医疗集团牵头单位长沙市第一医院分管副院长担任主任委员，药剂科主任担任执行主任委员，成员单位覆盖全区基层医疗卫生机构。同时，出台《开福区紧密型医疗集团药事管理与药物治疗学委员会章程》，对职责权限、管理制度、运行机制等予以明确，让区域药事管理工作的开展有章可循，全面推动药事管理向规范化、专业化迈进。

（二）创新总药师制度，激活专业动能

依托开福区与长沙市第一医院共建的紧密型城市医疗集团，聘请长沙市第一医院药剂科专家团队担任总药师。总药师团队全面监管和

指导医疗集团内的药品使用，致力于保障用药安全、合理、有效，显著提升基层医疗卫生机构药事服务水平。2024 年，总药师团队深入基层开展药事管理现场指导 20 余次，组织专业培训 4 场，培训数量达 300 余人次，基层医疗卫生机构的药事管理服务能力和人员专业素养得到有效提升。

二、标准领航，打造区域药事管理标杆

（一）统一制度建设，夯实管理规范

锚定国家药事管理战略部署，借助总药师的专业优势，搭建"自上而下、全面覆盖"的药事管理制度统一建设体系。总药师牵头指导基层医疗卫生机构组建药事管理小组，对基本药物制度、药品供应与储存管理等关键环节开展标准化梳理，制定全流程执行细则。以药品储存管理为例，对各类药品的温湿度、摆放标准作出明确规定，确保药品储存环境合规。

（二）强化日常监管，保障制度落实

开福区卫生健康局制定年度督查计划，组建以总药师为技术核心的专业督查团队，每年开展 1~2 次全方位督查和交叉检查，重点聚焦国家基本药物制度落实和麻精药品管理，一旦发现问题，明确整改要求、期限和责任人。同时，将督查结果与基层医疗卫生机构绩效评价、资源分配紧密挂钩，并实时跟踪整改进度。通过"督查—反馈—整改—复查"的闭环管理，确保问题得到有效解决，推动药事管理制度落地生根。

三、供需协同，筑牢药品保障坚固防线

（一）统一药品目录，助力分级诊疗

针对基层医疗卫生机构药品采购难题，开福区以国家基本药物、国家医保药品、集中带量采购中选药品为重点，制定《开福区紧密型城市医疗集团药品目录》，该目录采用医保药品目录甲乙丙分类方式细分，涵盖 1 149 个品种、1 338 个品规，糖尿病、高血压、慢性阻塞性肺疾病用药

以及儿童用药不受"一品两规"限制。通过统一药品目录,有效促进了分级诊疗的用药衔接,提升区域医疗服务同质化水平,保障患者用药连续性,减轻群众医药负担。

(二) 优化配送机制,稳定药品供应

建立短缺药品监测预警机制和重点药品储备机制。2024 年,开福区通过遴选确定 10 家药品配送企业,依托辖区大型药品流通配送企业,探索适合区情的基层医疗卫生机构重点药品长效循环储备工作模式和储备体系。制定《长沙市开福区基层医疗卫生机构重点药品储备工作实施方案》和《重点药品储备清单》,确保在应对较大突发公共卫生事件和药品季节性短缺时,药品供应及时、充足,有效满足全区基层医疗卫生机构重点药品临床需求。

四、精准赋能,提升基层药事服务能级

(一) 开展处方点评,提升合理用药水平

每季度定期组织基层医疗卫生机构开展处方集中点评,邀请区内资深药学专家和上级医疗机构权威指导人员参与。2024 年,共组织开展 4 次基层医疗卫生机构处方集中点评,覆盖 14 家政府办街道社区卫生服务中心和 40 个村卫生室,处方平均合格率达 92.7%,有力推动了基层合理用药水平的提升。

(二) 搭建药事论坛,促进经验交流

每季度定期举办医疗集团药事管理论坛,通过主题演讲、案例分享、小组讨论等多元化形式,为基层医疗卫生机构搭建交流学习平台。论坛还邀请业内权威专家,围绕最新药事管理政策、合理用药前沿技术等展开深入解读。

(三) 实施同质化培训,更新管理理念

充分发挥长沙市第一医院的优质资源优势,针对社区卫生服务中心行政人员和药房业务骨干定期开展同质化培训。培训内容涵盖药事法规政策解读、先进管理经验推广、信息化技术应用等多个维度,满足不同人员的学习需求,通过系统培训,基层医疗卫生机构药事管理理念得到

更新，技术服务实现升级，为提升区域药事管理水平筑牢人才根基。

（四）推进轮岗培训，提升专业素养

制定《2024 年开福区基层医疗卫生机构药师轮岗培训工作计划》，组织社区卫生服务中心药师骨干赴长沙市第一医院进行 3 个月全脱产轮岗培训，计划在三年内实现基层医疗卫生机构骨干药师培训全覆盖。培训内容结合基层医疗服务特点，涵盖药学基础知识、临床药学服务技能等，重点提升药品全流程管理和处方审核点评能力。2024 年以来，已安排 4 名基层骨干药师参加长沙市第一医院轮岗培训，培训考核合格后，药师骨干顺利结业，基层药学人员的业务水平和综合素质得到全面提升。

五、固本强基，凸显基本药物主导优势

目前，全区 14 个政府办街道社区卫生服务中心和 40 个村卫生室已全面实施国家基本药物制度，积极落实药品零差率销售政策，通过政府补贴，让药品以成本价惠及患者，切实解决居民看病贵问题。自 2022 年以来，区财政累计投入基本药物补助资金 2 070 万元，不仅确保基层医疗卫生机构在药品零利润销售的情况下正常运转，而且方便了患者就医购药，有效缩短了就医购药的距离和时间成本，显著提升了辖区患者的就医体验。

第三部分

服务模式创新

打造“智慧流动医院”推动乡村医疗卫生服务全覆盖

浙江省

浙江省聚焦山区海岛县农村地区“医疗资源少、就医问诊难、配药不方便”等痛点难点问题，以县域医共体为依托、乡镇卫生院为主体、巡回诊疗车为载体，建立“智慧流动医院”巡回诊疗服务机制，打造具有浙江特色的标准化、数字化、一体化巡回诊疗服务体系，把医疗卫生服务和药品送到群众身边，推动实现村级医疗卫生服务全覆盖。

一、改革创新性

(一) 从机构全覆盖到服务全覆盖

2023 年，中共中央办公厅、国务院办公厅印发《关于进一步深化改革促进乡村医疗卫生体系健康发展的意见》，提出优化乡村医疗卫生机构布局，从注重机构全覆盖转向更加注重服务全覆盖。浙江省针对部分人口较少等不适宜单设村卫生室的行政村，通过医务人员组团式定期巡诊的方式，创新提供“固定 + 流动”医疗卫生服务模式，高度集约有限的基层医疗卫生资源，填补偏远农村医疗服务供给不足的短板。

(二) 从普通巡回车到智慧诊疗车

以往全省各地配备的巡回诊疗车种类多样，车载设施设备简陋，缺少信息化支撑，大部分作为医务人员下乡的运输车辆，服务功能发挥局限。为此，省发展改革委、省卫生健康委联合制定《浙江省“智慧流动医院”巡回诊疗车技术导则》，提高建设标准、提升服务功能，特别是发挥数字化赋能，在车上实现远程诊疗、医保实时结算、在线随访、双向转诊和“车上开单检查、机构线上诊断”等，将巡回诊疗车打造成为移动式微型医院，在群众家门口提供优质、便捷、高效、综合的医疗卫生服务。

（三）从巡诊服务到平战结合转换

“智慧流动医院”巡回诊疗车平时提供基本医疗服务，家庭医生签约、慢性病随访和健康体检等贴心服务，在突发公共卫生事件或自然灾害等紧急情况下，车辆能够迅速转换为应急救援车辆，提供及时有效的医疗救援和卫生防疫服务。

二、主要做法

（一）高位推动，部门协作

省委、省政府高度重视乡村医疗服务体系建设，多次对做好“智慧流动医院”作出批示。省卫生健康委迅速行动，统筹协调省级有关部门，争取配套政策支持，制定《浙江省“智慧流动医院”巡回诊疗服务体系建设实施方案》，经省政府常务会议审议后印发实施。从车辆统一招标采购、财政资金保障、医保政策倾斜、人员队伍组建、服务场地提供等方面，为“智慧流动医院”项目顺利实施提供了坚实的政策保障。

（二）统一标准，规范服务

全省新增101辆巡回诊疗车，对48个县（市、区）的1 985个行政村开通巡回诊疗服务。新增车辆统一按照“智慧流动医院”建设标准配置医疗设备和信息化设施，原有巡回诊疗车按标准进行改造提升。明确每周每个巡回诊疗点服务1~2次，每辆车每月出车服务时间不少于15天，每次至少安排1名医生、1名护士或辅助科室人员，并配备专职驾驶员。印发《浙江省“智慧流动医院”巡回诊疗服务管理办法（试行）》，指导各地根据群众实际需求，规范提供疾病诊疗、药品配送、基本公共卫生、家庭医生签约、健康体检及上门服务。

（三）数字赋能，提升绩效

建设“浙江省巡回诊疗服务管理平台”，统一纳入“浙里急救”系统进行管理，对所有巡回诊疗车的服务过程实行智能监管。建立激励机制，对参与巡诊医务人员按照每人每天8~12个当量纳入所在县（市、区）补偿机制改革购买项目范围，并按规定发放误餐补贴，提高医务人员工作积极性。要求各地制定巡回诊疗绩效评价体系，从需求精准化、出诊及时化、服务优质化、管理精细化等多维度进行综合评价，不断提高服务质量和效果。

三、工作成效

（一）基层卫生服务区域得到延伸

实施“智慧流动医院”项目，推动了偏远农村地区看病模式从“群众跑”向“医生跑”转变，让老百姓不再为“看病难、看病远”而烦恼，让“小病拖”的患者得到“早筛早诊早治”，助推全省村级医疗卫生服务真正实现全覆盖，让接受服务的群众切身感受到政府的关心关爱。

（二）村级医疗服务能力得到提升

实施“智慧流动医院”项目，推动了优质医疗卫生资源下沉到“最后一公里”。与传统的乡村医生相比，参与巡回医疗的医务人员服务能力更强、内容更多、质量更好，可根据患者病情实时提供精准的远程会诊和双向转诊，并享受医保报销政策，实现县域医疗资源上下联动，医疗服务有序衔接，有力促进分级诊疗制度落实。

推行“第一村医”制度
破解基层医疗难题

陕西省铜川市

为解决基层卫生服务能力不强、优质医疗资源短缺,家庭医生签约服务不实不细等长期性问题,防止因病致贫、因病返贫发生,2020 年起铜川市经过充分调研和试点,以建立基层服务能力提升长效机制为目标,在全省率先推行向偏远、服务能力薄弱的村派驻“第一村医”制度,从二级及以上医疗机构选派优秀医生到乡村两级开展帮扶带教,切实提升基层医疗卫生服务能力、提高慢性病签约服务质量、落实分级诊疗制度。

一、主要做法

(一) 精准制定政策措施

2019 年底,铜川市卫生健康委、财政局、人社局联合出台《铜川市驻村“第一村医”选派管理工作实施意见》(以下简称《实施意见》),在全省率先推行专科医生下沉村卫生室服务。2023 年结合实际情况对《实施意见》进行修订,增加乡村振兴部门,充分考虑实际情况,对人员要求、选派流程等内容进行优化,突出中医特色。同时为确保可操作,《铜川市“第一村医”管理办法(试行)》明确了“第一村医”的选派流程、岗位职责、日常管理等政策要求,将“第一村医”派驻管理工作纳入年度目标任务考核。

(二) 精心挑选派驻人员

选派“第一村医”经过“自愿报名、单位推荐、资格审查、岗前培训、到岗就任”五道程序。在各镇卫生院申报辖区村卫生室需求、上级医院对应推荐人员、市卫生健康委资格审核后，经过健康帮扶、基本公共卫生等政策和规范培训，选派政治素质高、工作能力突出、大学本科及以上学历、具有丰富临床经验的二三级医疗机构骨干医生赴偏远、医疗服务能力薄弱的村开展工作。

（三）精细落实工作制度

"第一村医"派驻每半年一期，每周在基层工作 5 天时间，其中在乡镇卫生院坐诊 1 天，在村卫生室坐诊 1 天、巡诊 1 天，在辐射村巡诊各 1 天。"第一村医"按月制订工作计划，上报工作小结，每月在基层工作不少于 20 天，区（县）卫生健康局负责考勤和工作抽查，每月组织联席会议，了解工作进展，研究解决办公、食宿、取暖等生活和工作中的问题。

（四）精密完善保障措施

"第一村医"参照"第一书记"选派管理办法，派驻期间所在原单位各种待遇不变，并办理意外伤害保险。建立履职考核制度，考核结果作为评优和提拔的重要依据，在晋升职称时将"第一村医"经历作为必要条件，保证三年派驻计划形成梯队式接续结构。"第一村医"驻村期间，市财政给予每人每天 60 元生活补助，每人每月 100 元通信补助，保障基本生活需求。

（五）精诚搭建交流平台

市卫生健康委每 3 个月召开一次"第一村医"派驻工作座谈会，了解工作推进情况，研究解决基层卫生工作中存在的问题。搭建"第一村医"工作交流微信平台，及时传递政策法规、防病知识，交流心得体会。畅通村民沟通渠道，统一"第一村医"服装和标识，在镇村两级公开派驻"第一村医"的姓名、工作单位、擅长专业和联系电话，方便群众咨询问诊。

二、主要成效

（一）基层医疗卫生能力持续提升

"第一村医"派驻提升了基层医疗卫生服务水平、缓解了农村群众就医难问题，还将更多常见病患者留在了基层。专科医师"以疾病为中心”的服务理念逐步向“以健康为中心”转变，个人综合素质得到提升。第一村医通过临床带教、业务指导等多种方式协助乡村两级医务人员提升诊疗能力，培养了一批带不走的医疗人才。5年来，铜川市累计向20个乡镇181个村派驻10批268名“第一村医”，带动乡镇卫生院开设眼科、妇科、中医针灸科等新科室10个，开展新诊疗技术13项，服务群众20余万人次。

（二）分级诊疗制度持续落地见效

“第一村医”通过开展巡诊和坐诊，将病情严重的患者直接转诊至二三级医院，而小病及康复期患者则留在村镇，有效促进了基层首诊和双向转诊，提升了医疗服务体系整体效能，节省了医疗资源，成为让优质医疗资源下沉的生动实践，更让广大群众就近获得更加公平可及、系统连续的医疗卫生服务，为乡村振兴提供有力的健康保障。

创新推进“小病慢性病不出村”实现一站式基层医疗服务全覆盖

浙江省杭州市萧山区

作为常住人口超200万的大区，近年来，浙江省杭州市萧山区依托“健康大脑”数据底座，赋能基层医疗卫生服务，创新推进“小病慢性病不出村”应用场景，率先打造“慢性病配药不出村、监测服务不出村、常规检验不出村、入院办理不出村、康复护理不出村”这“五个不出村”基层一站式全周期健康管理体系，有效解决慢性病人群“配药繁、检验繁、入院难”等问题，满足基层群众对医疗服务多样化的需求。自2022年8月起，“五个不出村”体系已实现全区269个村（社区）服务站全覆盖，约22.5万“两慢病”（即高血压和糖尿病）患者的纳管率提升了27.4%。

一、工作背景

2021年3月24日，浙江省委首次提出“健康大脑+智慧医疗”重大建设任务，要求萧山区先行探索，推动医疗公共服务的高水平现代化。萧山区充分发挥数字化改革动能，全力推进“健康大脑”建设，形成了涵盖居民健康、医疗资源、健康风险等方面的全域健康数据一本账，并围绕完善分级诊疗机制、群众基层医疗服务闭环以及健全居民健康自我管理等群众需求，构建一站式基层医疗健康服务体系。重点破解“两慢病”全周期健康管理“防、管、治”三个环节中的核心问题。

（一）未病先防精准预警问题

依据“健康大脑”精准预测模型，解决“两慢病”前征兆的家族遗传、年龄、高糖、高脂等风险因素不能精准及时预警到人的难题。

（二）日常管理社区闭环问题

改革医疗机构“坐堂门诊”的诊疗流程，实现批量处方前置，药品提前精准配送至村站，解决规律服药人群的配药难题。通过村站设立血压血糖自助监测点和重点人群发放智能穿戴设备，解决“两慢病”人群指标出现动态波动后的精准干预难点。

（三）及早治疗上下联动问题

解决治管分离问题，家庭医生、全科医生和专科医生三级联动，通过村站检验和上级评估，在村站办理入院，“家庭医生—全科医生—专科医生”联动协同完成出院后上门康复护理，缓解患者就医“重复跑、多头跑”现象。

二、主要做法

围绕慢性病患者健康服务高频、个性化需求，聚焦健康“最后一公里”服务，印发《关于萧山区打造共同富裕新标杆“健康大脑”示范项目“小病慢病不出村”改革工作方案的通知》《“慢病不出村”社区药品目录新增流程》等 33 个文件。基于“健康大脑”数据资源体系，打通 7 家区级医院、24 家社区卫生服务中心、269 家村（社区）服务站所涉及的 236 套信息系统，形成全区 163 万建档居民的全生命周期健康数据和健康画像，全区 12 134 名医务人员的能力数据，以及全域 24 128 种疾病的图谱数据，夯实卫生健康数据资源底座。以健康大数据共享互通为核心，以“两慢病”全周期管理为切入点，重点打造以“五个不出村”服务为主的“小病慢性病不出村”基层一站式全周期健康管理体系。

（一）慢性病配药不出村，让数据多跑路群众少跑腿

针对“两慢病”患者村站“配药难、配药繁”问题，通过“健康大脑”规律服药和村外配药算法模型支撑，筛选村（社区）慢性病规律用药人群及用药目录、用量，预测未来 2~3 周慢性病用药个性化需求，由医共体总院批量开具处方，药品打包提前配送到村（社区）站，“健康大脑”自动提醒或家庭医生主动通知居民到村（社区）站核验取药。有需求的居民也可以主动发起用药申请，经审核后药品可配送至村（社区）站。群众不用

出村即可取药，大幅节约慢性病配药的路途时间。

(二) 监测服务不出村，让居民成为健康管理的“第一责任人”

在各村(社区)站医疗点、活动中心、养老服务中心或养老机构设立血压、血糖自助监测点，向重点人群发放智能穿戴设备，对患者实施周期性血压、血糖测量，并自动上传数据至“健康大脑”，归集患者持续性动态健康数据，提供健康风险分析、预测和预警。居民可定期收到健康评估报告和健康自我管理建议，专科医生或家庭医生通过评估报告可采取换药或进一步检查等干预措施，实现全流程健康管理。

(三) 常规检验不出村，让复检人群检验更便捷

村(社区)站设置医学检验科，向居民提供包括血常规、尿常规、大小生化等在内的 100 多种检验检测服务，实现社区卫生服务中心、社区卫生服务站与上级医院的检查检验结果智能共享互认，并通过“健康大脑”动态感知定期化验指标人群，将常规检验指标结果回传至医生工作站和居民或家属，既丰富了村(社区)站的服务项目，又满足了居民就近就便实现检验需求。

(四) 入院办理不出村，让群众入院不再往返跑

改革原来往返区级医院多次挂号、看诊、再申请入院的流程。借助“健康大脑”数据资源共享能力，整合区内所有区级医院床位资源，开放给基层医疗卫生机构。实现住院指标远程查，村(社区)站工作人员可帮助居民预约入院时间和床位，居民在村(社区)站即可办理住院手续，实现“云入院”。优质便捷的服务提高了患者的黏性，提升了基层就诊率和区域就诊率。

(五) 康复护理不出村，让特殊人群享受居家康养

针对失能 / 半失能、低保低边、残疾等特殊人群，通过系统自动初筛，再经专业日常生活活动(activity of daily living，ADL)评估精筛，居民可按需求享受预约上门护理、居家康复指导和申请入驻数字家庭病床等服务。整合民政部门的家庭养老床位、残联部门的居家康复床位，实现居家守护智能设备的各项体征监测数据实时上传应用系统，实现动态管理和预警。根据病情需要还可启动“家庭医生—全科医生—专科医生”三级联动机制，实现远程会诊、远程查房、云探视，使居民不出村也能享受优质医疗服务。

三、主要成效

（一）服务内涵和覆盖项目不断延伸拓展

截至2024年年底，“小病慢性病不出村”基层一站式全周期健康管理体系已涵盖高血压、糖尿病、慢性阻塞性肺疾病、高脂血症等13个慢性病病种。目前正在与“体重管理”“家医有约”等工作资源统筹和整合流程。

（二）便民惠民落到基层实处

2024年，萧山区医保部门共计新增基层医疗卫生机构医保额度646.5万元，用于支持“慢性病配药不出村”工作。13个慢性病病种打破“一品双规”，实现“单列单支”，基层医疗卫生机构新增药品目录2 847条，回流基层配药3.9万人次，AI预警干预20万人次，有效缩小城乡之间基本医疗、基本公共卫生和家庭医生签约等服务差距，切实提升群众在基层获得精准健康服务的便利度和获得感，人均医疗支出降低120元，减少就医时间2小时，累计服务188.2万人次。

（三）医防融合实现闭环管理

根据“五个不出村”信息数据形成的区域疾病地图，自动生成发病率高、诊疗负担重的重点疾病清单，以“线上＋线下”模式统筹建设慢性阻塞性肺疾病、慢性肾病、肝病等14个病种数字化专病管理中心，实现慢性病从“按区域诊治”到“按疾病共管”的转变，提升基层医疗服务的连续性与可及性。签约“两慢病”患者在基层医疗卫生机构门急诊就诊人次数较上一年增长42.9万人次，增长率达13.98%。“两慢病”规范管理率稳定在70%以上，血压、血糖控制率分别为74.49%和59.38%。推动医疗模式从“以治病为中心”向“以健康为中心”转变。

实施“健康书记”工程
探索基层医疗卫生服务新思路

四川省自贡市富顺县

四川省自贡市富顺县紧抓“县域医药卫生集成创新改革试点”和“城乡融合发展改革”契机，针对基层医疗服务能力不能满足群众日益增长的健康需求的问题，推进“健康书记”工程走深走实，深入实施“三化三降低”策略，在“服务结构、服务方法、服务内涵”方面进行深入探索与实践，基层卫生服务能力显著提升，基本实现“大病不出县，小病不出镇”的目标。

一、主要做法

（一）优化服务结构，降低基层就医门槛

1. 确定服务点　在乡镇乡情小院内打造“健康小屋”示范点，在濒临空白村、城乡接合部、农村群众就医不便偏远地区建设“健康医站”10个，统一设置诊断室、治疗室、康复室等，作为“健康书记”主要服务地点，延伸承载县、乡两级医疗卫生资源，为群众提供诊疗、康复、健康宣教、心理疏导等多种健康服务。

2. 联通服务线　选派261名乡镇卫生院优秀党员担任村（社区）“健康书记”，作为连接村（社区）委员会与卫生健康工作的纽带，负责村（社区）卫生健康服务的同时，参与村（社区）日常工作，协调村（社区）日常工作与卫生健康服务“双向融合、双向促进、双向提升”，切实提升基层治理效能。2024年以来，利用村（社区）集体活动开展健康服务400余场次。

3. 拓展服务面　聘任106名村（社区）干部担任“健康专员”，配备

专用“医疗服务包”，由“健康书记”负责指导、培训“健康专员”的健康服务能力，构建1名“健康书记”，N名“健康专员”共同服务的“1+N”服务模式，不断延伸健康服务链条，及时解决群众需求。

（二）细化服务方法，降低基层就医负担

1. 绘制“一张健康地图”　针对“健康书记”服务量大、效率低的问题，绘制一张重点人群地图，精准标注服务区域“老弱病残孕”等重点人群家庭住址，根据“地图”精准开展上门诊疗服务，有效解决部分群众“小病不用医、大病医不起”的就医理念，起到“花小钱、看小病、防大病”的作用。同时，实行重点人群减免住院费用自费部分10%的诊疗优惠，惠及群众1万余人次。

2. 落实“两项健康举措”　在“健康医站”设置“名医驻村工作站”，选派县级医疗机构40名“天府名医”“盐都名医”等每周到村提供两次诊疗服务。建立县域医学影像、心电诊断等“五大资源共享中心”，县级支援基层重点科室建设，实现“基层享受县级医疗资源”。

3. 建立“四本诊疗台账”　针对辖区群众建立“义诊、就诊、转诊、回诊”四本工作台账，常态化开展义诊、发现问题就诊、重大问题转诊、康复过程回诊，全过程跟踪，全流程绿色通道，落实分级诊疗，提升群众就医满意度，解决农村广大留守老人、儿童群体“看病烦”的问题。

（三）深化服务内涵，降低基层就医成本

1. 融入家庭医生签约服务　通过“健康专员”在工作期间掌握村（社区）人口基本情况、居民健康状况和患病情况等信息，收集群众就医需求及建议意见，及时反馈“健康书记”，由“健康书记”统筹协调家庭医生（村医）和乡镇卫生院解决群众的就医困难，协助办理转诊。

2. 融入健康教育　借力“健康书记”日常走访、健康管理、诊疗活动等，开展“健康小课堂”，围绕“宣传卫生健康政策、提供个性化的健康教育、开展健康监测和评估”等方面，提高群众健康素养，充分发挥“健康书记”守门人作用。

3. 融入重点人群管理　聚焦“一老一小”、孕产妇，慢性病、艾滋病、严重精神障碍患者等重点人群，将重点人群管理工作融入“健康专员”走访，通过强化疾病筛查早发现、开展免费健康体检和健康知识宣教等

措施，不断织牢重点人群健康管理服务保障网。

二、取得成效

（一）医疗服务能力提升

已经形成“健康书记统领、健康专员发现、家庭医生（村医）报到、识别干预、及时转诊”的服务新模式，统筹开展健康教育 199 场，惠及 1.7 万人次，重点人群健康管理服务 18.5 万余人次；为 65 岁以上老年人“定制生活习惯”，服务超过 4 000 人次。2024 年，县域内慢性病建档 62 073 人，基层诊疗量稳定占比持续超过 70%，县域就诊率提高至 85.4%，同比上升 2.92 个百分点。

（二）医疗资源配置优化

建成县域医学影像、心电诊断等“五大资源共享中心”，实现“基层检查、县级诊断”远程报告 4 万余份，“结果互认”为群众节约医疗费用 136.38 万元。推动资源下沉，建成“健康医站”10 个，开展义诊 168 场，名医坐诊服务 200 余次，转诊基层患者 800 余人次，受益群众达 4 000 余人次。助力基层医疗卫生机构建成普外、血液透析等临床专科 13 个，实现从无到有。动员 249 名群众在乡镇卫生院接受以往要到县级医院开展的手术，增加新技术新项目 21 项，着力解决基层群众“看病难”问题。

（三）群众健康福祉增强

聚焦“一老一小”、孕产妇，慢性病、艾滋病、严重精神障碍患者等重点人群，不断探索政策倾斜等一系列举措，实行重点人群减免住院费用自费部分 10% 的诊疗优惠，惠及群众 1 万余人次，优惠诊疗金额达 16 万余元。2023 年以来，基层医疗卫生机构门诊次均费用、住院次均费用同比下降 4.96 个百分点和 3.21 个百分点，实现“双下降”。

第四部分

家庭医生签约服务

贯彻落实“六个拓展”
推动家庭医生签约服务提质增效

上海市

随着“健康中国”战略的深入实施，家庭医生签约服务已成为连接居民与基层医疗卫生机构的重要桥梁，是提升基层医疗服务水平、实现全民健康覆盖的重要抓手。近年来，上海市大力推进家庭医生签约服务，深化“六个拓展”服务内涵，印发了《上海市家庭医生签约服务规范(2024 版)》，进一步推进家庭医生签约服务规范化、高质量发展。

一、推进签约服务向专科、二三级医院和民营医疗机构拓展，扩大服务供给

按照《关于推进家庭医生签约服务高质量发展的指导意见》(国卫基层发〔2022〕10 号)提出的“六个拓展”要求，上海市进一步扩大服务供给。明确家庭医生是在社区卫生服务机构执业(含多点执业)1 年以上的全科医生或其他类别临床医师(含中医类别)，包括具有执业医师资质的乡村医生及相关医疗机构适宜专科临床医师，并与居民建立长期稳定的签约关系，由社区卫生服务机构统一管理。实施签约服务团队式管理，由全科医生担任团队长，团队成员包括家庭医生、社区护士、公共卫生人员和家庭医生助理。也可根据居民需求选配二三级医院医师、社会办医疗机构医师、康复治疗师、临床药师、口腔医师、心理咨询师、长护险评估员和护理员，以及健康管理师、学校保健医生、医务社工、街道(乡镇)干部、居(村)委会干部、社会工作者、志愿者等。同时，完善家庭医生团队成员职责，增加二三级医院医师、临床药师和家庭医生助理的工作职责。

二、推进签约服务弹性化、精准性，规范签约流程

近年来，上海市持续拓展“随申办”“健康云”等市级在线签约渠道，不断优化签约流程，方便更多居民签约“触手可及”。进一步明确签约各环节流程，签约时增加签约对象实名认证。续约时，建立签约到期“红黄绿”提示机制，即在签约系统形成签约居民列表，每个家庭医生对应各自签约居民，近一个月内到期的标记为黄色，逾期标记为红色，其余标记为绿色。家庭医生结合门诊、随访、家庭病床、老年人健康体检等工作，征求签约对象续约意愿，优化续约流程。同时，推行灵活续约周期，对保持签约关系连续、服务关系稳定的签约居民，可续约签订 2~3 年有效期的服务协议。推广家庭签约，通过建立家庭健康账户、健康共济等方式，引导签约居民了解家庭其他成员的健康状况，形成家庭签约健康联动效应。

三、支持开展特色创新项目，强化服务内涵

1. 提高诊疗能力　结合本市社区卫生服务能力提升工作，在强化家庭医生全科诊疗的基础上，不断拓展康复、口腔、儿科等专科专病服务。

2. 做好预约转诊　全面实施二三级医院 50% 门诊号源优先向社区卫生服务中心开放，家庭医生为符合转诊条件的签约对象预约比一般情况预约提前 5 天的号源，以及预约未来 2 天的专家号源。同时引导家庭医生主动调阅转诊居民诊疗记录，做好跟踪管理，提供社区随访、健康管理、康复护理等接续服务。

3. 强化健康管理　明确家庭医生团队是签约居民电子健康档案管理的责任主体，做好建档、维护、应用和归档。基于居民电子健康档案应用，按年度对签约居民开展健康评估，鼓励家庭医生分析签约对象主要健康风险因素，结合家庭医生知识库，定期推送健康教育和健康提示信息。鼓励有条件的社区卫生服务机构试点实施健康积分制、运动干预指

导等服务。

4. 开展特色服务 在落实签约服务规范的基础上，支持各区按照“做实健康管理、推行分级诊疗”的原则，因地制宜开展特色签约服务项目，增强居民感受，形成全市统一和各区自选相结合的签约服务新局面。

四、强化支撑保障机制，提升家庭医生积极性

1. 强化各方保障 进一步畅通签约服务、基本诊疗和公共卫生等平台数据互通共享，为家庭医生开展健康评估、健康管理等提供技术支撑。落实市级、区级签约医疗机构设置签约居民服务中心，提供二次分诊、优先服务等支持签约服务措施。

2. 加强质控管理 依托市级家庭医生签约服务质控中心，优化家庭医生签约服务质控标准，组建市级签约服务质控专家库，每季度开展签约服务常态化质控，并结合老年人健康管理等重点工作开展专项质控。

3. 优化绩效评价 会同医保等部门围绕有效签约、有效服务、有效健康管理，不断完善签约服务关键绩效考核指标体系。按年度对家庭医生开展考核，将考核结果作为签约服务费拨付的依据。同时制定了本市签约服务考核经费的分配办法，按照计分结果划定档次，确定各档次对应支付比例，保持总体比例基本稳定。

实施家庭医生星级评定
打造贴近群众的全科医生“名医”队伍

浙江省宁波市

为彰显家庭医生签约服务的初心，强化家庭医生的责任担当，重塑全科医生的职业荣誉感，打造一支立足基层、扎根社区(村)、深得群众认可、凸显基层医疗卫生服务特色的家庭医生队伍，浙江省宁波市在总结家庭医生制度五年实践经验的基础上，于 2019 年 5 月印发了《宁波市星级家庭医生评定办法(试行)》，并在全市基层医疗卫生机构全面启动家庭医生星级评定工作。2019—2024 年，宁波市先后实施 4 轮评定，全市 156 家社区卫生服务中心和乡镇卫生院 4 085 名家庭医生中，共评定“三星级”家庭医生 1 058 名，“四星级”家庭医生 357 名，“五星级”家庭医生 60 名。

一、主要做法

(一) 化星级评定为制度完善，确保施之有法

根据《宁波市星级家庭医生评定办法(试行)》的要求，星级家庭医生依照分级评定、逐级考核、绩效挂钩、动态管理的原则进行评定。

1. 总量限定 “三星级”评定名额不超过全市在岗家庭医生总数的 40%；“四星级”从“三星级”中产生，总量不超过 30%；“五星级”从“四星级”中产生，总量不超过 20%。对偏远山区、海岛基层医疗卫生机构评定名额酌情增加。

2. 分级评定 “三星级”由所在基层医疗卫生机构负责评定，“四星级”由各区县卫生健康行政部门评定，“三星级”和“四星级”评定结果由各区县卫生健康行政部门发文公布，并报市里备案；“五星级”由市

卫生健康行政部门进行评定并发文公布。

3. 标准明晰 “三星级”评定包含履约率、续签率、家庭医生签约服务质控指标、个性化服务、在线服务、媒体报道等共十条评价标准，在此基础上，设定“四星级”评价标准共十五条，五星级评价标准共二十条。

4. 动态管理 星级家庭医生荣誉称号自发布之日起每 3 个年度为一轮，到期自动终止进入下一轮复评。家庭医生获得星级荣誉称号期间，因违规违纪等原因造成重大纠纷事故的，由发文机构撤销荣誉，两年内取消其评定资格。

（二）融星级评定以规则意识，务求评而有序

为保障评定工作公平有序，宁波市五星级家庭医生评定采取了五步评审法。

1. 遴选上报资料 “五星级”家庭医生候选人从全市“四星级”家庭医生中产生，初期经县（市、区）卫生健康委审核通过，按要求提交申报人员资料。

2. 资料集中审核 委托市基层卫生协会组织专家实行第三方评估，对申报材料进行集中审核，重点审核申报材料的客观性、真实性。

3. 事例演讲展示 通过审核的参评人员集中进行家庭医生事例演讲展示，重点考察家庭医生的职业认知、工作特色、沟通表达、情绪把控、时间掌握等。

4. 实地考核印证 统一组建评审组赴基层医疗卫生机构对家庭医生的工作进展情况、群众满意度、绩效考核方案和宣传荣誉情况进行复核，选取签约居民和所在单位工作人员进行访谈。

5. 网上集中公示 对拟通过“五星级”家庭医生在宁波市卫生健康委网站上进行集中公示，面向社会接受各单位和个人监督。公示无异议后提交委主任办公会议集中讨论通过后，予以发文公布。

（三）借星级评定促进动力提升，推动签而有约

通过实施星级评定，调动家庭医生工作积极性，促进签约服务内涵进一步深化。

1. 目标设定确保签而有约 全市家庭医生围绕星级评定标准从重点人群入手，率先做好各类签约人群中医疗资源消耗多、卫生费用高、健

康维护效果好的人员健康管理，充分把握“质”与“量”的辩证关系并逐步向全人群拓展，通过以质促量，以深促广、以实促精，引导群众优先利用基层医疗卫生资源。

2. 机制建设确保签而有约　家庭医生签约服务费由医保基金、签约居民和财政专项补助三个渠道组成，其中财政补助、签约居民每人每年 50 元，医保基金对一般签约居民每人每年提供 50 元、重点人群 80 元。签约服务费不纳入绩效工资总量，实行绩效外发放（根据绩效评价结果确定优秀、良好和合格三个等次，每年按 75%、70%、65% 比例提取签约服务费用于家庭医生团队、支持团队和管理团队，三个团队按 7∶2∶1 的比例统筹分配）。既体现了政府、部门和个人对维护健康的共同责任，又强化了各方对签约服务的监督意识，通过星级评定对签约机构和签约医生形成了倒逼机制，促进其不断提升服务能力和质量，持续改善群众就医体验。

3. 落实绩效确保签而有约　从 2022 年起，每年对各区（县、市）家庭医生签约工作进行绩效评价，从数量、质量、效益、满意度四个维度出发，重点考核签约居民的机构利用率、家医履约率、居民续签率、家庭医生技术服务等 21 个指标。评价结果与签约服务费提取比例相挂钩，实行绩效外分配发放，突破了绩效内工资总额的“天花板”，整体提升了家庭医生的薪酬待遇。对获得高星级的家庭医生在职称评审上给予加分倾斜，在年度绩效奖金分配比例上给予一定比例的提升。对“五星级”家庭医生，所在基层医疗卫生机构必须为其设立本人专属的“家庭医生工作室”，建立家庭医生工作品牌，打造基层全科领域的名医。

二、工作成效

（一）培养了一支高质量的家庭医生队伍

通过实施星级评定，促进制度设计、治理能力、人民共享三力叠加，初步形成了一支以五星级家庭医生为龙头、四星级家庭医生为骨干、三星级家庭医生为主体、年轻家庭医生为补充的基层卫生人才队伍，培育出一批发挥示范引领、家庭医生品牌担当的优秀代表，家庭医生正逐步成长为群众健康维护、医疗资源调配、医药费用管理的“守门人”。

（二）建成了一批能力强的基层医疗卫生机构

全市社区卫生服务中心和乡镇卫生院提供门急诊服务量从 2016 年的 4 636 万人次提升到 2024 年的 6 779 万人次，基层就诊率从 62.2% 提升到 66.4%，群众的基本医疗卫生需求首选基层的比例一直稳定在 60% 以上并逐年提升。2016 年以来，宁波市五次代表全省接受国家基本公共卫生项目现场评价，取得总成绩四次第一名、一次第二名的好成绩。全市基层星级全科门诊、星级中医药门诊和星级健康管理中心建设已全部完成，基层高血压、糖尿病慢性病一体化管理门诊建设已实现全覆盖，培育建设市级基层特色专科 110 个，初步形成了覆盖全市、具有县域影响力的基层特色专科品牌体系。

（三）推出了一系列惠民便民的举措

通过深化家庭医生签约服务，为居民提供预约诊疗、出诊、家庭病床、转诊、“长处方”及配药入户等多种便民、精准服务，群众的个性化健康需求不断满足，群众参与和优先利用基层医疗卫生服务的意愿逐年递增。

聚焦供需双方获得感
创新家庭医生签约履约服务模式

福建省福州市

福建省福州市聚焦破解家庭医生“笔头签约”“签而不约”的难题，创新建立“积分制”家庭医生签约服务模式和基层“片医”联系制度，贯彻落实“六个拓展”，通过扩大服务供给、提升服务能力、健全激励机制、强化信息赋能等一系列“发挥主动性、提升吸引力、调动积极性”的措施，做实基本公共卫生服务和基本医疗服务，用“小积分”推动健康服务进万家，引导家庭医生当好百姓“健康守门人”。

一、以“签”促“联”，提高签约服务多维度供给

(一)“线上互动”，提升签约服务“速度”

在“福州卫生健康”微信小程序“榕医通”平台上搭建“积分制”家庭医生签约服务平台，设有智能签约、团队协作、医患互动、预约诊疗、医护上门、健康管理、积分增值、智能监管、档案迁移 9 大功能模块，为居民提供便捷的一站式家庭医生签约服务。2024 年参与家庭医生签约的居民人数较 2021 年增加约 170 万人，居民主动使用手机线上签约占比达到 88.5%，通过手机问卷调查 270 余万签约居民，总体满意度(含服务及时性和主动性、医务人员服务态度、医务人员品德表现等)达 99%。

(二)“全专联动”，拓展签约团队“广度”

构建全科医生和专科医生联动协作机制，市县公立医院及三级民营医院中级职称以上专科医师作为健康顾问加入家庭医生团队，全科医生主要负责防和管，健康顾问主要负责治和转，健康顾问也可参与提供个性化家庭医生签约服务。同时，基层医疗卫生机构设立家庭医生服务中

心，上级医院设立家庭医生联络办公室，2024 年全市共上线 2 445 名健康顾问。2024 年在基层医疗卫生机构试点建设 25 个慢性病一体化门诊，设置“全专”联合门诊，将基本公共卫生、家庭医生签约和基本医疗服务等有机融合，为签约居民提供履约服务、双向转诊、康复治疗等全方位全周期健康管理服务。

（三）“上门走动”，延展签约服务“温度”

推动医疗卫生服务重心下移，畅通居家上门医疗服务渠道，遴选具备资质的二级及以下医疗机构组成第三方居家医疗服务队伍，按照“自愿抢单、自负风险”原则，线上进行供需对接，线下提供签约服务包外的上门治疗、护理、家庭病床、安宁疗护等 46 项有偿居家医疗服务，既能逐步满足居民个性化就医需求，又可减轻省市大医院的接诊压力。2024 年全市 164 家医疗机构提供医护上门，累计服务 588 人次；172 家医疗机构提供家庭病床服务，累计惠及 3 300 余人次。

（四）“网格服务”，强化签约服务“深度”

建立基层“片医”联系制度，总结推广疫情防控经验，建立完善覆盖所有常住人口的医疗卫生服务属地网格和专属网格，“片医”由辖区基层医疗卫生机构家庭医生团队成员担任，“片医”信息参照“片警”模式在网格内公示上墙。同时设立健康网格员，引导属地网格和专属网格内有热情、有责任心的人员担任健康网格员，纳入网格所对应的家庭医生团队，协助“片医”工作，进一步拓展家庭医生签约服务供给，实现“网格找人、医生服务”，让居民切身感受到家庭医生服务就在身边。2024 年全市共动态划定了 6 861 个网格，招募上线 5 516 名健康网格员。

二、以“约”促“能”，提高签约服务居民信任度

（一）丰富服务包，实现签约精准化

坚持以群众需求为导向，可供选择的服务包数量增加到了 11 个，包括健康服务包，以及针对孕产妇、儿童、老年人，高血压、糖尿病、肺结核、精神障碍、乙肝患者和常见病诊疗等的重点服务包。由固定 1 年签约周期向灵活签约周期转变，签约协议到期前 1 周，系统会自动发消息提示，

居民在签约期满后可自主通过手机端进行续签。2024 年启动个性化家庭医生签约服务，充分发挥各基层医疗卫生机构、各医院的技术特色和服务优势，从重点人群入手，结合实施“三减三健”“体重管理年”活动，慢性病患者分级分类分标健康管理、残疾人精准康复、口腔护理、儿童近视防控等工作，共开发 243 个个性化服务包，其中免费服务包 216 个、收费服务包 27 个，基层医疗卫生机构和上级医院共同制定服务包 17 个，进一步满足群众多层次、多样化的卫生健康需求。2024 年选择在基层医疗卫生机构门急诊就诊的签约居民增幅约 22%。

（二）加强传帮带，促进服务专业化

家庭医生团队中健康顾问与基层全科医生形成了稳定的师徒关系。健康顾问“走下去”，每年至少开展 2 次业务培训，并通过坐诊查房、远程门诊、科室共建、联合门诊、联合病房等方式提升基层医疗服务能力。基层全科医生“送上来”，与健康顾问结对跟班，通过专科培训、进修学习等提升业务水平，推动上级医院放得下、基层医疗卫生机构接得住，促进分级诊疗落地实施。

（三）增强吸引力，加速签约普及化

签约重点服务包居民一年缴费 20 元，可享受连续性健康档案管理、针对性健康教育、专业性健康咨询指导、大医院专家预约优先、慢性病长处方、积分兑换免费增值服务、签约机构门诊医保报销比例提高 5 个百分点、在医联体内转诊住院取消二次起付线等待遇。同时个性化服务包内容以免费提供为主，收费项目原则上给予不低于 8 折的优惠政策，增强居民参与签约服务的积极性和主动性，引导居民重视自我健康管理和逐步形成有序就医习惯。

三、以“分”促“活”，提高签约服务双方满意度

（一）用积分强化互动

制定家庭医生签约居民积分奖励办法，签约履约及供需情况以消息推送方式发出提醒，签约居民主动核对或更新本人电子健康档案、及时参与家庭医生签约满意度年度调查问卷、及时确认或评价家庭医生团队

提供的签约服务均可以获得积分，累计积分可以在次年兑换相应的免费检验检查、中医理疗等增值服务，对年度积分≥20分的签约居民，可以“积分 ×3”同等价值金额减免签约的个性化服务包收费，如20积分可以减免60元的个性化签约服务包费用，增强居民签约服务的体验感和获得感。2024年，居民通过手机点阅家庭医生团队推送健康教育信息5 300余万条，家庭医生团队对居民的健康咨询及时回复率达98.7%。

（二）用得分落实补助

制定签约服务费基本公共卫生服务经费补助部分（30元）和医保支付部分（70元）专项考核办法，科学设定考核指标，县级卫生健康委在基本公共卫生服务项目绩效评价中，对当年度基层医疗卫生机构家庭医生签约服务基本公共卫生补助资金先予以核定，确保“付出有回报”。制定《福州市家庭医生签约服务绩效考核标准》，分为基层版和医院版，从宣传、签约、履约、成效四方面设定不同具体指标，并根据年度重点工作进行调整，数据直接从家庭医生签约服务平台抓取，得分自动生成，确保工作可考核、补助有依据。

（三）用机制激发活力

完善家庭医生薪酬分配机制，原则上将不低于70%的签约服务费用于参与家庭医生签约服务人员的薪酬分配，其中健康顾问按其参与签约服务人数可获得不低于应分配签约服务费的10%，健康网格员按照其工作量可获得应分配签约服务费的10%左右薪酬。健康顾问在基层医疗卫生机构坐诊或巡诊的，可按职称及服务人次获得一定的劳务费和60%左右的医务性收入。健康顾问及其所在医院参与个性化签约服务的，由健康顾问所在医院与基层医疗卫生机构自行协商利益分配。对于服务包外提供上门居家医疗服务的，除医疗费用外，可按职称分档收取上门服务劳务费。

创新“一网双制三联四包五服务”机制持续深化家庭医生签约服务

宁夏回族自治区银川市金凤区

近年来,宁夏回族自治区银川市金凤区以区域紧密型医联体建设为引领,将家庭医生签约服务工作作为强化基层服务能力的重要抓手,紧紧围绕为群众提供全方位、全周期健康服务的总目标,不断优化签约服务内涵,持续提升签约服务质量,着力构建一个网格体系、两种协同机制、三类宣传联动、四项服务内涵包、五条共管服务路径为主的“一网双制三联四包五服务”家庭医生签约服务模式,有效弥补基层服务能力不足,实现医疗健康集团资源整合、家庭病床上门服务以及“互联网+”多元应用,推动家庭医生签约服务团队专业化、内容多元化、服务精准化。

一、主要做法

(一) 建立一个区域性家庭医生签约服务网格化体系,强化组织管理到位

1. 明确不同机构的职责分工　发挥街道公共卫生委员会和社区居委会在家庭医生签约服务中的组织动员作用,协调解决签约服务中的实际困难。社区卫生服务中心是实施家庭医生签约服务的主体,提供签约服务中的基本医疗、基本公共卫生和健康管理服务。鼓励民营医院加入医疗健康集团,为居民提供口腔、眼科、医疗美容等个性化需求服务。将医疗健康集团内副高职称医师融入家庭医生团队作为技术支撑,开展签约人群的预约门诊、预约健康评估、预约检验检查、双向转诊等服务。

2. 构建签约服务网格化体系　以街道为主体,牵头构建“街道+社区居委会+社区卫生服务中心+健康集团+民营医疗机构”“五位一

体”的家庭医生签约服务网格化管理体系，组建了“家庭医生 + 护士 + 上级专家 + 社区网格员 + 专科医生”为主的签约服务团队，确保签约服务区域全覆盖。

3. 制定家庭医生签约服务方案 从家庭医生签约服务工作原则、组织协调、健康宣教、医疗保健、信息交换、规范管理、考核督导等方面进行细化。

（二）强化两个长效服务保障机制，整合资源协同管理到位

1. 家庭医生签约服务联席会议制度 建立镇、街道，社区居委会、社区卫生服务中心（站）、健康集团、社会组织为成员单位的家庭医生签约服务联席会议制度，每季度召开 1 次社区卫生工作联席会议，讨论研究签约服务重点、难点问题，推动家庭医生签约服务可持续。以社区网格员为基础，社区卫生服务机构为中心，民营医院为特色补充，建立社区信息线、卫生防治线、民营专科线“三线”串组的签约服务全流程、全方位管理体系。

2. 建立 3 个“1+3”共管互动机制 首先，组建“1+X”全专融合的家庭医生签约服务团队，每月提供“1 周上门 +3 周门诊”服务。其次，与签约对象建立一条 24 小时服务电话和 3 个朋友圈（家庭医生 + 一般人群，家庭医生 + 慢性病人群，家庭医生 + 专家顾问）服务路径。最后，开展心电、放射、眼底检查等远程诊断服务，实现与上级医院三类检查中心（心电中心、影像中心、检验中心）检验检查结果共享互认，弥补基层医疗卫生服务能力短板。

（三）联动三类重点部门，助力家庭医生签约服务告知到位

联动民政局、医疗健康集团、融媒体中心等多方力量，强化居民对家庭医生签约服务的认知，提升签约率。

1. 在金凤电子快报、健康金凤 APP、官方微博等线上平台宣传家庭医生签约服务政策、服务内容、服务方式等，全面营造良好的家庭医生签约服务氛围。

2. 家庭医生团队定期深入养老机构，为老年人提供健康咨询、慢性病管理、康复指导等全方位服务。针对空巢老人、失能老人、半失能老人等开展上门体检、指导用药、心理支持等医疗健康服务 420 余次，不断提

升老年人的健康意识与自我保健能力。

3. 以紧密型医疗集团为引领，上级医院优质医疗资源下沉基层，融入家庭医生签约服务团队，与居民建立稳定的健康服务关系，打通分级诊疗双向转诊的“最后一公里”，为群众提供更多“家门口”的优质医疗服务。2024 年，累计向上转诊 13 112 人，较 2023 年同期增长 7 975 人，增长了 1.5 倍。

（四）丰富四个签约内涵包，服务百姓感知到位

1.“免费包” 提供常见病和多发病诊治、基本药物服务和健康医疗咨询服务，以及一般体格检查，血压、血糖测量，视力、口腔检查，心电图检查，有效预防和控制疾病发生。

2.“个性包” 在提供血常规、尿常规、血脂、肝肾功能、彩色超声、放射 X 线、眼底、足背动脉触摸等检查的基础上，提供术后康复、压疮护理指导、管道护理等服务，居民按需点单，家庭医生团队做好个性化需求延伸服务。严格按照宁夏回族自治区诊疗项目基层医疗卫生机构收费标准执行，根据伤口的愈合程度不同，每天、隔天或一周三次进行上门服务。

3.“访视包” 以落实母婴安全五项制度为主线，从早孕建卡、孕产期保健、产后访视等环节，为怀孕至产后 42 天的妇女提供至少 5 次免费孕期健康管理、2 次产后访视服务，内容涵盖自我监测、心理疏导、康复指导等，同时依托辖区专业精神（心理）机构开展心理干预，全程保障母婴安全。

4.“康复包” 针对残疾人、精神障碍患者等特殊人群免费提供上门健康体检、康复训练指导、心理康复疏导和送医送药等康复服务。截至 2024 年年底，在基层医疗卫生机构设置残疾人康复站 7 个，上门开展康复训练指导服务 115 次，上门送医送药服务 2 000 余次。

（五）优化五条服务路径，协同共管服务到位

1. 社区协同服务路径 将社区网格员作为“健康哨点”纳入签约团队，完成及时发现重点情况、及时掌握更新居民健康档案信息等工作。每年开展一次健康档案复核，原则上当年 6 月份前完成上一年度既往电子健康档案清理和规范。充分发挥基层公共卫生委员会作用，实施健康教育、公共卫生监测及应急处置，提升群防群治能力和水平。

2. 家庭医生团队服务路径 设立家庭医生工作室，建设集建档、体检、就诊于一体的家庭医生签约服务区，开展“菜单式”服务，包含健康咨询、预约就诊、健康体检、健康评估、健康指导、转诊转介 6 方面个性化服务，落实签约服务“七个一”，为签约群众建一份健康档案、签一份协议书、发一张联系卡、提供一个服务包、发送一条短信 / 微信、提供一次健康体检或随访、进行一次健康评估 / 生活行为指导，为签约居民提供更完善更贴心的家庭医生履约服务。

3. 信息化支撑路径 以互联网 + 延伸医学服务为抓手，聚焦癌痛晚期、术后康复患者居家医护难问题，建立家庭病床，实行“云上预约 随享家医”签约服务模式。引进智能语音随访系统，由智能语音机器人通过电话、短信等形式帮助家庭医生完成预约体检、慢性病随访、预约健康教育讲座、提供健康指导等服务。

4. 特色专科服务路径 拓展家庭医生签约服务内涵，将金凤区民营医疗机构口腔医师纳入家庭医生服务团队，为居民提供“一站式”全专结合服务。依托老年口腔健康促进行动，逐步建立老年口腔健康服务专业队伍，深化老年人健康管理服务。

5. 量效考核指标路径 金凤区将群众是否满意作为检验工作的金标准，以区卫生健康部门制定的《家庭医生签约服务签约履约质控服务评价》《家庭医生签约服务满意度质控评价》为依据，把家庭医生签约服务工作与基本公共卫生服务提质增效工作相结合，从数量、质量和满意度三个维度考核。结合日常管理和质控结果，对绩效评价结果为优秀和不合格的基层医疗卫生机构进行奖惩。通过奖罚分明机制，让家庭医生签约履约服务更加规范、高效，进一步激活基层工作人员积极性，居民满意度由 2020 年的 80% 提升至 2024 年的 87%。

二、取得成效

（一）促进服务理念转变

通过家庭医生签约服务工作的持续推进，有效促进了基层医疗卫生机构服务理念的转变，从以“疾病治疗”为中心转向“以人的健康”为中心，从被动服务转向主动服务。

（二）促进优质资源下沉

通过家庭医生签约服务，拓展了紧密型医联体建设路径，促进了优秀人才、技术、设备的合理配置和科学利用，实现了区域优质资源的共享，有效提高了资源配置效率。

（三）促进医防融合

通过专科医生直接参与签约服务、家庭医生经绿色通道转诊等形式，为签约居民提供“一站式”全专结合服务，进一步促进了基层医防融合，增强签约服务的连续性、协同性和综合性，正逐步构建起“全专结合、医防融合”的服务模式。

（四）促进医患关系改善

通过签订家庭医生服务协议，开展慢性病随访、健康体检管理等服务，经常性开展卫生健康知识普及宣教，加深了签约居民与家庭医生之间的沟通与联系，增强了签约居民的归属感和信任感，群众“健康守门人”的角色得到广泛认同。

创新赋能　多管齐下
强势激活家庭医生服务新动能

吉林省延边朝鲜族自治州延吉市

在“健康中国”战略全面推进的关键时期，提升基层医疗卫生服务水平，是增进民生福祉、守护百姓健康的重要基石。延吉市通过多措并举，不断扩大家庭医生签约服务受益人群覆盖面，全面提升基层医疗卫生服务质效，稳步推动基本公共卫生服务均等化进程，为百姓健康构筑起一道基层防护网。

一、入网进格，紧密联动家庭医生服务全区域覆盖

（一）网格群架“连心桥”

社区居民健康需求日益增长且呈多样化态势，但基层医疗卫生机构仍存在与居民信息传递不畅、部分居民健康意识淡薄等问题，严重制约了基层医疗服务质量的提升。在村（社区）居委会网格管理架构已成熟的基础上，延吉市创新服务模式，统筹10所基层医疗卫生机构与122个村（社区）居委会紧密对接，入驻1 907个网格微信群，全面开启“入网进格”服务新时代。进驻网格微信群后，家庭医生第一时间亮明身份，通过文字、长图、短视频等形式，把基本公共卫生服务政策进行详细分解，围绕慢性病管理、老年人体检等重点内容，用通俗易懂的语言科普健康知识，提升居民健康意识。同时，家庭医生还会在群内详细告知健康体检、随访时间、地点和注意事项，让居民对健康服务安排心中有数。截至2024年年底，通过网格微信群服务居民350余万人次。

（二）强队伍助“质量升”

延吉市印发《扩充延吉市基层医疗卫生机构家庭医生队伍的实

施方案》，广泛吸纳延吉市医院、延吉市中医医院、延吉市疾病预防控制中心、延吉市妇幼保健所、延吉市肛肠医院、延吉诺布尔口腔医院等多所医疗机构的精锐力量，累计扩充到家庭医生队伍115人。医疗机构专业人才的汇聚，极大丰富了家庭医生团队的专业构成，实现了对居民健康问题的全方位、协同式诊疗管护。通过这一创新举措，延吉市基层医疗卫生服务能力得到了显著提升，居民能享受到更全面、更专业、更贴心的健康服务。截至2024年年底，受益居民已达230余万人次。

二、多维赋能，全力助推基层特色专科建设

（一）专科建设聚民心

延吉市推出“1+N”差异化专科发展策略，推进“一中心一特色”的基层特色专科发展服务模式。各基层医疗卫生机构精准定位专科方向，打造特色专科项目，有效提升了基层医疗卫生服务的影响力和竞争力。其中，公园社区卫生服务中心针对糖尿病重点打造“标准化代谢性疾病管理中心（metabolic management center，MMC）”，北山社区卫生服务中心聚焦儿童和产后妈妈群体积极推进“小儿推拿”和“产后盆底肌修复”项目，依兰镇中心卫生院推出“中医穴位埋线减肥”项目，小营镇中心卫生院成立“伤寒论经方工作室”等。基层医疗卫生机构通过特色专科建设，形成了良好的口碑和强大的品牌效应，越来越多的居民选择在家门口的基层医疗卫生机构就诊，享受优质、特色的医疗服务。截至2024年年底，基层门诊量达50.16万人次。

（二）延时服务便民生

为更好地为上班族和学生群体提供医疗卫生服务，延吉市打破传统服务时间限制，将基层医疗卫生机构诊疗服务时间从原有的16：30延长至19：00，实现与上班族下班、学生放学时间的无缝对接。同时，全力推出预防接种“周末服务”，极大地提升了居民接种的便利性。截至2024年年底，门诊延时服务及疫苗接种周末服务患者达2万余人次。

三、多管齐下，重塑家庭医生高效服务流程

为进一步向居民提供精准、个性化的诊疗服务，延吉市从多方面着手升级基层医疗卫生服务体验。

（一）前置诊前管理区域

科学规划并调整基层医生诊室布局，优化硬件设施、简化服务流程。依据患者所属签约团队及具体就医需求，实施精准快速分流，使患者迅速、有序地进入相应诊疗环节。重点关注特殊患者群体，为他们测量血压等关键体征。针对尚未建立健康档案的居民，现场及时建档，同步推进家庭医生签约服务，扩大服务覆盖范围。

（二）后置诊后体检报告解读环节

家庭医生充分应用智医助理人工智能辅诊系统及人工智能疾病早筛系统，为居民提供专业、全面的报告解读，打造更完善的健康服务闭环，助力居民透彻理解体检结果，为后续更好地进行健康管理奠定基础。2024 年，社区居民对家庭医生签约服务的满意度达 98%。

四、AI 赋能，家庭医生诊疗水平迈向新高

（一）AI 辅诊效率高

延吉市积极引入前沿科技，全面应用 AI 技术。借助人工智能辅诊系统，实时为基层医生提供全面的医学知识参考、智能诊断建议以及精准的用药提醒，辅助医生快速、准确地完成疾病诊断。截至 2024 年年底，通过大数据辅助诊疗、智能语音随访等方式，规范病历 67.2 万余份、AI 辅助诊断 100 余万次，通过外呼系统为居民发送健康宣教、随访、预约体检、疫苗接种等提醒服务 88.47 余万次，实现了对基层健康服务的全时监管，提升了基层医疗服务信息化水平和末梢医疗服务能力。

（二）AI 早筛防未然

运用人工智能疾病早筛系统，通过 24 项血常规数据指标，采用人工智能神经网络算法深度分析，针对慢性阻塞性肺疾病、冠心病、脑卒

中等 23 种高发疾病进行早期筛查，实现疾病的早发现、早干预。截至 2024 年年底，延吉市已顺利完成 30 000 名 65 岁及以上老年人的回顾性血常规数据收集工作，并同步开展疾病早筛分析，力求精准识别潜在健康风险，为老年群体健康管理提供有力依据。筛查脑卒中中高风险人群 1 494 人，老年黄斑病变中高风险人群 1 765 人，糖尿病足中高风险人群 653 人，慢性阻塞性肺疾病中高风险人群 403 人，冠心病中高风险人群 30 人及阿尔茨海默病中高风险人群 18 人。针对筛查出的上述风险人群，基层医疗卫生机构迅速响应，及时开展深入细致的检查工作，第一时间发出健康预警，并实施行之有效的干预措施。

五、多媒联动，全面打响“家庭医生健康有约”服务品牌

（一）旗帜领航传播健康常识

为生动展现基层医疗卫生机构医务人员的专业风采、敬业精神以及团队协作凝聚力，延吉市精心设计并统一制定家庭医生团队旗帜，成为激发团队昂扬斗志、增强团队归属感的精神象征。同时，借助新媒体平台，通过公众号、视频号推出“家庭医生陪您唠唠日常保健小常识”系列科普内容，现已发布 38 期。内容丰富多元，包括饮食、中医时令节气养生、疾病预防等健康知识，以接地气的方式将科学的健康理念传递给广大民众。截至 2024 年年底，该系列科普内容浏览量 50 余万次，显著增强了居民对基层医疗卫生机构及家庭医生的信任与认可。

（二）多媒联动深入人心

在宣传推广方面，积极整合各方资源，与《今日吉林》《延边晨报》《掌上延边》《延吉新闻》《延吉融媒》等省、州、市级主流媒体紧密合作，广泛传播健康知识、公共卫生政策以及基层医疗卫生机构的服务内容与特色，累计宣传次数高达 550 次，有效提升了居民对基本公共卫生服务的认知度与关注度。为更进一步提升居民健康意识，普及基层医疗服务，延吉市卫生健康局与延边广播电视台“百姓热线”栏目深度合作，精心策划推出月度特别节目“家庭医生 健康有约 唠唠家门口的健康医疗服务”，已累计播出 21 期。家庭医生团队聚焦居民关注的健康问

题、常见疾病防治和家庭医生签约服务等内容，联合二级、三级公立医院专家，为观众提供专业、实用的健康指导。考虑到朝鲜族群众的语言习惯，还借助“延吉阿里郎之声朝鲜语广播”，用亲切乡音解读基本公共卫生服务政策，介绍基层医疗资源，有效增强了各民族同胞对基层医疗服务的认同感和信任度，促进了各民族在健康领域的交流与协作。累计收听次数达 200 余万人次。

创新家庭医生服务模式
共筑功能社区健康防线

湖南省湘潭市雨湖区昭潭街道社区卫生服务中心

自家庭医生签约服务工作启动以来，各地普遍将重点人群列为主要签约服务对象。2022 年，国家卫生健康委等多部门印发《关于推进家庭医生签约服务高质量发展的指导意见》（国卫基层发〔2022〕10 号）明确提出，鼓励各地探索以党政机关、企事业单位、产业园区、商务楼宇等功能社区为签约对象。湖南省湘潭市雨湖区昭潭街道社区卫生服务中心（以下简称中心）积极响应，创新服务模式，深入功能社区，与各类机构深度合作，提供全方位、多层次、连续性的家庭医生签约服务，有效保障了居民的健康。

一、主要做法

（一）构建多元化家庭医生团队，促进单位融入共建健康管理

为更好地满足功能社区的多元化健康需求，构建 6 支专业的家庭医生团队。每支团队由全科医生、护士、中医医师、公共卫生专员、健康管理员以及上级专科医生等多领域人才组成。通过定期组织内部培训和外部交流活动，不断学习并掌握常见病诊疗、预防保健、慢性病管理、急救技能、心理健康等多个方面医疗知识和技术。同时，邀请签约功能社区负责人参与健康讲座、管理培训，共同融入健康管理团队，制定执行健康管理计划，定期监测评估健康效果，实现签约服务精准对接功能社区的实际需求，促进签约功能社区与家庭医生的紧密合作，有利于加强功能社区一般人群的健康保障。

（二）签订个性化服务协议，打造定制化健康管理方案

积极对接辖区内的学校、企业及养老院等功能社区，通过深入调研掌握功能社区人员的年龄结构、健康状况、疾病谱及健康需求，制定个性化服务方案，并签订"功能社区个性服务协议"，明确服务细节，提供包括定期体检、健康宣教、疾病预防及中医药适宜技术应用等全方位、连续性的健康管理服务。

（三）打造个性化服务新模式，满足多元健康需求

1. 校园健康守护，筑牢师生健康防线 2024 年，中心成功签约并服务 2 所小学及 10 所幼儿园，惠及师生近 5 000 人。**一是**针对师生群体，重点强化常见病与流行病的宣教工作，特别是在 2 所小学举办传染病防控知识讲座，有效提升了师生的防护意识，并关注青少年心理健康，提供日常专业指导。**二是**开展"国医关爱，情暖教师"活动，邀请 174 余名师生体验中医药适宜技术，如针刺、电针及红外线治疗等，有效干预颈腰椎病等职业病，提升教师健康素养和健康水平。**三是**在幼儿园体检中创新融入龋齿检查、生长发育监测等专项服务，增加中医"脾胃调理"和"脾肾调理"服务包，精准识别并及时处理潜在健康问题，全方位保障儿童健康成长。

2. 养老院精细服务，共筑长者幸福家园 家庭医生团队在养老院推行精细化管理，尤其关注高血压、糖尿病等慢性病患者及行动不便的老年人，为他们量身打造健康管理方案。不仅定期提供健康体检、随访等公共卫生服务，而且针对具体需求提供留置胃管、换药等医疗服务，并运用中医药适宜技术进行调理。比如在湘潭夕乐苑养老服务中心，家庭医生团队每季度都会上门服务，根据老年人的健康状况灵活调整健康管理方案，并对护工进行营养膳食搭配、运动调节方法、中医情志管理等方面的专业培训，构建起医、护、养协同的服务模式，显著提升了老年人的健康水平和生活质量。

3. 企业健康促进计划，精准护航职工福祉 家庭医生团队针对企业职工定期开展全面的健康体检与健康宣教服务。健康体检不仅覆盖基础健康情况检测，而且依据个人特征及潜在风险提出个性化健康建议。比如针对某一建筑工程功能社区，体检中发现 104 人存在异常，超

重、肥胖、血压问题尤为显著，家庭医生团队进行了体重管理、慢性病管理等专业指导与干预；针对某一汽车运输有限公司功能社区，结合客运司机职业特点，增设视力筛查、颈椎腰椎检查，及时识别并处理潜在健康问题，有力保障了司机的身心健康与行车安全。

二、实施成效

（一）居民健康素养显著提升

通过签订“功能社区个性服务协议”，并深入实施一系列健康宣教活动，功能社区居民的健康素养实现了显著提升。在学校领域，针对师生的特定需求，举办了10余场传染病知识与心理健康讲座，惠及近1 000名师生，显著增强了健康意识和防护能力。在养老院和企业，通过定期的健康体检、细致的随访及医疗服务，有效加强了老年人的慢性病管理，改善了老年人的健康状况和生活质量，有效防控了企业职工的健康风险。

（二）疾病防控能力明显增强

中心与功能社区紧密合作，共同构建起疾病防控体系，不仅定期开展传染病监测与疫苗接种，还积极应对突发疫情，有效控制了疾病扩散，增强了功能社区疾病防控能力。比如在秋冬季节，为老年人接种流感及肺炎疫苗，有效阻断病毒传播，针对学校诺如病毒感染事件，家庭医生团队第一时间现场指导，及时介入、采取防控措施，有效阻断传染链。

（三）签约服务覆盖率大幅提高

自实施“功能社区个性服务协议”策略以来，中心与多家功能社区成功建立了长期合作关系，实现了签约服务覆盖率的显著提升。截至2024年年底，签约单位总数达到17家，广泛覆盖小学、幼儿园、养老院、企业及事业单位；惠及人数较多，包括在校学生4 600余人、在岗教师368人、老年人170余人和企业职工近200人。

（四）功能社区一般人群健康得到保障

中心为功能社区不同年龄层、不同职业背景的人群，制定了个性化的健康干预方案，为一般人群提供了全面的健康管理服务，提高了他们的健康素养和自我保健能力。

第五部分

基层卫生人才队伍建设

全链条激活乡村医生队伍建设
筑牢乡村健康防线

安徽省

乡村医生是我国农村卫生队伍的主力军，是农村群众的“健康守门人”，是乡村医疗卫生服务体系网底。近年来，安徽省按照“保基本、强基层、建机制”的原则，全方位、全链条推进乡村医生队伍建设。从夯实政策根基，改善村卫生室环境，到拓宽乡村医生来源，提升服务能力，再到落实待遇保障，一系列组合拳精准发力，持续优化乡村医生队伍结构，全面提升村级医疗卫生服务水平。

一、强化顶层设计，引领乡村医生队伍建设

（一）高位推动

安徽省委、省政府始终将乡村医生队伍建设摆在突出位置，多次就加强乡村医生队伍建设、优化村卫生室执业环境、开展乡村医生学历提升教育等作出批示，并多次深入基层一线调研，破解到龄退出乡村医生返聘、大学生乡村医生招聘等过程中遇到的难题。此外，省委、省政府将乡村医疗卫生体系建设纳入乡村振兴重点任务，强化督查督办，把乡村医生队伍建设纳入乡村振兴战略实绩考核体系，确保各项工作落实落细。通过一系列有力举措，安徽省乡村医生队伍结构持续优化。截至 2024 年年底，乡村医生中具备执业（助理）医师资格的人数从 2019 年的 9 889 人攀升至 17 875 人，增幅达 80.8%；占比由 2019 年的 22.2% 提升至 49.1%。村卫生室执业卫生人员的综合素质显著提升，综合服务能力大幅增强。

（二）政策赋能

安徽省认真贯彻落实中共中央办公厅、国务院办公厅《关于进一步

深化改革促进乡村医疗卫生体系健康发展的意见》，明确深化改革促进乡村医疗卫生体系健康发展的目标任务，制定14类33项具体举措，建立由省卫生健康委、省委农办牵头，多部门协同参与的工作推进机制，为乡村医生队伍建设筑牢政策根基。印发《加强乡村医生队伍建设三年行动方案》，提出7项具体措施，完善乡村医生保障政策，规范乡村医生管理，稳定和优化乡村医生队伍，全面提升乡村医生医疗服务水平。截至2024年年底，安徽省平均每个村卫生室配备2.5名乡村医生，实现村级医疗卫生服务全覆盖。同时，安徽省规定乡镇卫生院对具有执业（助理）医师资格的乡村医生优先招聘，进一步拓宽乡村医生发展空间。

二、夯实网底建设，改善乡村医生执业环境

（一）强化村卫生室建设

安徽省人民政府实施城市医疗卫生机构和村卫生室标准化建设民生工程，省财政投入3亿元用于修缮基础设施、更新补充设备及卫生技术人员培训等。截至2024年年底，全省1.5万个村卫生室已全部完成标准化建设，服务条件得到显著改善；95%以上村卫生室已实现医保定点全覆盖，为农村居民提供便捷的医保报销服务。

（二）落实分类建设标准及实施服务能力建设

印发《安徽省乡镇卫生院和村卫生室分类建设标准》，实行分类建设分类管理，对村卫生室功能任务、建筑面积、科室设置、设备配备和服务能力等方面，提出明确的建设标准要求。印发《安徽省“优质服务基层行”活动和社区医院建设专项行动方案》，提出巩固和提升村卫生室服务能力的具体举措。

（三）加强信息化等技术支持

安徽省财政投入4.32亿元，实现“智医助理”村卫生室全覆盖，其中智能辅助诊疗系统在不改变医生原有工作习惯的基础上，实现问诊全过程的智能辅助，提升乡村医生诊疗服务能力和工作效率，全省乡村医生规范化电子病历始终保持在96%以上；智能语音外呼系统面向重点人群，按照工作内容定制外呼方案，自动进行电话或短信服务，帮助

乡村医生完成慢性病随访、体检预约、通知宣教等，最大限度减轻基层负担。

三、拓宽人才来源，壮大优化乡村医生队伍

（一）实施乡村医生定向委托培养

2020 年，安徽省实施乡村医生定向委托培养，依托高职院校分类考试招生，面向本县户籍应届高中（含中职）毕业生免费定向培养全日制大专乡村医生，毕业后到村卫生室服务。2020—2024 年，全省乡村医生定向委托培养 6 624 人，2023 年以来共有 2 000 余名乡村医生定向委托培养毕业生到村卫生室服务。

（二）实施大学生乡村医生专项计划

安徽省卫生健康、机构编制、财政、教育、人社五部门联合实施大学生乡村医生专项计划，并推动大学生乡村医生专项编制保障政策落地，通过公开招聘将符合条件的大学生乡村医生纳入事业单位编制管理，严把招聘门槛、严格招聘流程、严核入编台账，确保入编大学生乡村医生的"含金量"。截至 2024 年年底，已为 600 余名大学生乡村医生落实事业单位编制保障，其中 206 人通过执业（助理）医师考试。

（三）择优返聘到龄乡村医生

安徽省指导县级卫生健康行政部门结合实际择优返聘村卫生室到龄退出的执业医师（中医执业医师）、执业助理医师（含乡村全科及中医执业助理医师）等人员，其薪酬待遇按乡村医生待遇予以保障。截至 2024 年年底，全省返聘 1 988 名到龄退出乡村医生，进一步优化了村卫生室人员结构。

四、强化培养培训，提升乡村医生服务能力

（一）实施"一村一名大学生乡村医生提升计划"

2023 年，安徽省启动"一村一名大学生乡村医生提升计划"，重点开展乡村医生高职（专科）学历提升教育，依托省内相关医学院校，结合乡

村医生工作特点和实际需求，对符合条件的中专及以下学历乡村医生免费培训，到2026年基本实现每个行政村至少有1名大专及以上学历大学生乡村医生。目前，全省已招录10 886人。

（二）实施“徽乡名医”工程

2021年，安徽省实施“徽乡名医”工程，每3年在全省基层医疗卫生机构中选拔100名表现突出的基层卫生人员作为“徽乡名医”培养对象，明确要求乡村医生必须占有一定比例，落实每人奖补3万元、享受优先评先评优、由省属医院专家结对进行培养等政策，进一步提升基层岗位吸引力。

（三）强化乡村医生日常培训学习

安徽省开展在岗乡村医生全员培训、组织10 000余名具有执业（助理）医师资格的乡村医生到上级医院进修、通过基层卫生人才能力提升项目等线上线下方式培训乡村医生，加强乡村医生常见病、慢性病、多发病的诊疗能力，不断提高乡村医生技术水平。鼓励符合条件的在岗乡村医生进入高等医学（卫生）院校（含中医药院校）接受医学学历教育，为其考取执业（助理）医师资格创造条件。

五、落实补助政策，保障乡村医生合理待遇

（一）保障在岗乡村医生收入

安徽省通过政府购买服务的方式保障在岗乡村医生合理待遇，落实基本公共卫生服务经费、一般诊疗费、药品零差率、村卫生室运行补助经费等补助政策，其中，村卫生室一般诊疗费提高至每人次7元，运行补助经费提高至每年6 000元。对大别山革命老区、偏远山区或服务地区常住人口不足1 000人的村卫生室和乡村医生适当增加补助。如六安市金寨县根据与县城的距离以及服务人口数量分布情况，分类对乡村医生发放每月500~900元补助；黄山市建立乡村医生收入托底制度，对服务人口较少、服务成本高、按照现有渠道和补助标准不足以维持正常运作的村卫生室，根据年度考核结果，对月收入不足4 000元的乡村医生按照每月4 000元标准补齐差额。

（二）落实养老保险政策

安徽省认真落实在岗乡村医生养老保险比照村干部政策制度，支持和引导符合条件的乡村医生按规定参加企业职工基本养老保险，其缴费基数、费率按照现行养老保险制度政策执行。目前，安徽省除部分因快到 60 岁不愿购买保险乡村医生外（可领取退出乡村医生生活补助），基本实现了“应保尽保”。

（三）建立退出乡村医生生活补助机制

2015 年，安徽省建立退出乡村医生生活补助机制，对于年满 60 周岁符合条件的退出乡村医生，按照每工龄每月 10 元的标准发放退出生活补助。2019 年每工龄每月发放标准上调 60%，调整后，30 年及以上工龄的退出乡村医生生活补助标准不低于每月 528 元，部分地市还进一步提高了补助标准。

创新村医编制管理机制 筑牢基层健康服务根基

甘肃省

甘肃省深入贯彻党的二十大关于“强化基层医疗卫生服务”的战略部署，将大学生村医纳编作为深化医改的“关键一招”，创新构建“政策引航、制度护航、服务续航”的基层医疗卫生人才建设体系，高位推动，部门协同，在全国率先将1 288名符合条件的大学生乡村医生纳入编制保障管理，有效激活基层发展活力，提升基层医疗服务水平，让群众在家门口看病就医更有“医靠”。

一、分步推进，壮大基层卫生人才队伍

乡村医生作为守护人民健康的前沿力量，其服务能力直接决定着基层医疗卫生工作的质量。甘肃省深刻认识到打好基础、建强队伍的重要性，多管齐下，不断优化乡村人才队伍。

（一）改革完善人才队伍管理制度

出台《关于进一步完善乡村医疗卫生机构一体化管理工作的通知》，将全省村卫生室转变为乡镇卫生院的派出机构，统一法人，乡镇卫生院与村医签订聘用劳动合同，解决了村医“半医半农”的身份困境，增强了职业荣誉感与归属感。脱贫攻坚期间，部分偏远民族地区率先将大学生村医纳入编制管理，为全省推行这一政策积累了宝贵经验。

（二）持续优化人才队伍学历结构

大力实施农村订单定向生培养项目，逐年扩大招生规模。截至2024年年底，已累计招录11 186名，毕业4 771名，到岗履约4 373名。连续十年开展大专层次村医订单定向培养，每年计划招录500名，已累

计招生 2 861 名，毕业 1 525 名。同时，强化定向生就业安置与履约管理，履约率从 83% 提升至 100%。此外，允许符合条件的医学专业大学生免试申请乡村医生执业注册，2020 年有 571 名大学生进入村卫生室执业，累计招录 1 717 名大学生乡村医生。

（三）部门联动推进纳编工作

省卫生健康委联合多部门制定《甘肃省关于实施大学生乡村医生专项计划工作方案》，细化落实措施。编制政策出台后，迅速开展大学生乡村医生专项计划编制保障前期摸底工作，积极抢抓历史机遇，探索形成“建立机制抓协作、严格标准抓审核、统分结合抓招录、分步推进抓入编”等措施，采取“先聘用、后入编”的办法，首批将 1 271 名村医率先进入准编制序列，经市县初审、省级联审、国家复核，2024 年顺利完成全省大学生乡村医生公开招聘的面试、体检、考察及聘用等工作。

二、高位推动，营造人才健康发展环境

甘肃省坚持把大学生村医专项计划编制保障作为优化村医队伍结构，补充村医队伍，提升乡村医疗卫生服务能力的重要举措，高位部署，协同推进。

（一）高位部署推动

省委、省政府制定《关于进一步深化改革促进乡村医疗卫生体系健康发展的若干措施》，明确乡村医疗卫生人才队伍建设的重点内容，为人才发展提供制度支撑。省卫生健康委会同省委编办等部门迅速出台《甘肃省大学生乡村医生专项计划编制保障工作实施方案》，明确工作目标与方向。

（二）统筹协同聚力

依托深化改革促进乡村医疗卫生体系健康发展领导小组，成立由省卫生健康、省委编办、教育、财政、人社 5 部门组成的专项计划工作专班，建立“政策共研、方案共定、工作共抓、问题共解”的联动协作机制。通过 7 次集中办公、集体会商和联席会议，在 14 天内制定实施方案，并印发 6 个落实方案和通知，确保村医入编工作高效推进。

（三）分工协作发力

省委编办、省卫生健康委将大学生乡村医生专项计划编制保障工作列为年度重点项目，省教育厅、财政厅和人社厅也将其纳入相关领域重点工作，通过定目标、定措施、定责任，高位推动工作落实。

三、加强管理，发挥编制政策保障效益

为充分发挥编制政策效益，甘肃省坚持转变身份与转变管理模式同步推进。

（一）以机制建设为路径，增强村医队伍职业感

省卫生健康委会同6部门印发《甘肃省加强入编大学生乡村医生管理工作实施意见》，从编制管理、岗位职责、考核管理等7个方面规范入编大学生乡村医生全流程管理，改善基层条件，落实待遇，拓宽晋升渠道，增强村医职业荣誉感与上升空间。

（二）以考核培训为抓手，提升村医队伍能力

建立大学生乡村医生培训制度，依托基层卫生人才能力提升项目，确保上岗3年内完成一轮全脱产培训，鼓励参加助理全科医生规范化培训。同时，强化工作职责，落实乡村一体化管理，由乡镇卫生院进行日常管理与考核，县级部门组织年度考核，考核结果与绩效、评先评优等挂钩，对不合格人员依规处理。

（三）以完善保障为基础，激发村医队伍活力

明确入编大学生村医执行国家统一的事业单位工作人员收入分配制度，落实工资福利和社会保障待遇，绩效工资经考核发放，不再享受省级定额补助。畅通职称晋升渠道，具有相关资格的大学生乡村医生在职称评定上享有优惠政策，取得高级职称后限定在基层聘任。

四、落地落实，编制保障成效逐步显现

随着各项政策的落地实施，甘肃省大学生村医入编工作取得显著成效。

(一) 岗位吸引力更加凸显

自2020年起,甘肃省引导医学专业高校毕业生免试注册乡村医生,累计招录1 717人。2024年3月公开招聘中,个别岗位报名人数达到8∶1,吸引了大量全日制大专以上学历的医学专业人才。

(二) 身份认同感更加增强

编制保障政策改变了乡村医生“半工半农”的身份,圆了他们成为“公家人”的梦想,职业荣誉感、家庭期望值和社会认同感显著提升。

(三) 待遇保障力更加完善

大学生村医享受国家事业单位人员工资及村医绩效工资福利,待遇保障明显增强。

(四) 服务积极性更加增强

纳编后,大学生村医工作积极性大幅提高,从“要我干”转变为“我要干”,其他村医也看到了希望,特别是取得执业(助理)医师资格的村医对享受政策红利充满期待。

(五) 村医学历水平显著提升

大学生乡村医生专项计划实施后,甘肃省村医队伍中执业(助理)医师比例从2023年的29%提高到2024年的40.01%,大专以上学历人数比例从27.27%提高到31.81%。

(六) 基层诊疗能力显著增强

推动基层首诊、双向转诊制度落实,初步实现“大病重病在本省解决,一般病在市县解决,头疼脑热在乡镇、村里解决”的分级诊疗体系。坚持预防为主,减少疾病发生,2024年全省居民健康素养水平为32.4%,较2023年提高了6.65个百分点。

涵养源头活水　汇聚强基力量 谱写基层卫生人才队伍建设新篇章

内蒙古自治区呼伦贝尔市

内蒙古自治区呼伦贝尔市地广人稀、气候严寒，由于经济基础、地理环境、交通条件、政策待遇等多方面原因，卫生人才引不进、留不下，面临着“后继无人”的发展困境。在深化医药卫生体制改革过程中，人才问题已成为基层医疗卫生事业发展的瓶颈。随着人口老龄化进程的加快，群众对医疗健康服务的需求与日俱增。为破解基层医疗卫生队伍人才短缺难题，呼伦贝尔市多措并举为基层卫生健康高质量发展引入“源头活水”。

一、主要做法

（一）做到“四位一体”，畅通招才引智渠道

2022年，在市委组织部的统筹下，市卫生健康委联合人社、编办、财政等部门共同研究出台《呼伦贝尔市引进和培养医疗卫生人才实施办法》，构建了竞争性人才公开招聘、结构性人才自主引进、本土人才接续培养、高端紧缺人才开辟绿色通道的“四位一体”医疗卫生人才引进格局，全方位加大引才力度。

（二）实施“强基计划”，破解基层人才困局

在市委组织部的指导下，市卫生健康委会同有关部门组成调研组，对城区、林区、农区、牧区进行分类调研，摸清基层卫生人才实际情况、存在问题，针对基层卫生人才困局，形成了《关于基层医疗卫生人才队伍建设的调研报告》，制定了《关于加强基层医疗卫生人才队伍建设的十条措施（试行）》，创新性提出多元化培养人才、动态调整编制资源、拓宽

基层引才入口、实施职称倾斜政策、完善收入保障机制、扩大基层用人自主权、关心关爱医务人员等“十大举措”。

（三）统筹“帮扶举措”，推进人才成长赋能

统筹“乡村振兴定点帮扶”“京蒙合作对口帮扶”“百名医师下基层”“一旗一医疗专家服务团计划”等举措，推深做细“组团式”帮扶，把帮扶内容从“诊疗服务”建设向“医院管理、诊疗服务、学科建设、人才培养、科研教学”综合能力拓展。按照“组织关爱、基层所需、卫健所能”的原则，全市 14 个旗市区 23 家二级医院与 90 家乡镇卫生院建立紧密型“帮扶关系”，2023 年和 2024 年共派出包括心内、消化、影像、中医等重点学科专家 261 人次，帮扶推广新适宜技术 59 个，开展培训 200 余次，培训医护人员 1 208 人次，接收进修 210 人。

（四）强化“引、培、评、管”，全面优化卫生健康人才环境

1. 重视“引” 抢抓国家重视医疗卫生人才的重要机遇，深入实施大学生乡村医生专项计划、农村订单定向免费医学生项目，组团开展校园招聘，用好用活人才专项编制，持续打造医疗卫生人才“蓄水池”。

2. 强化“培” 推进呼伦贝尔市人民医院和内蒙古林业总医院两个国家级规范化培训基地建设，开展医师规范化培训、全科医师转岗培训，目前在培医师已达 156 名。依托国家基层人才培训项目和华医网培训平台，全面提升基层医务人员业务水平。

3. 用活“评” 实施“中青年技术骨干计划”“名医师人才工程”，积极参加国家、内蒙古自治区“好医生、好护士”评选，开展“坚持生命至上、护佑生命健康”先进集体和先进个人表彰活动，建立医务人员个人业绩评价与绩效考核、岗位晋升、职称评聘挂钩机制，树立了人才干事创业、担当作为的正确导向。

4. 创新“管” 树立“用政策、用待遇、用环境、用感情”留人的理念，建立特殊人才补助机制、落实人才保障待遇，推动解决农垦改革、林业改革等卫生健康系统人员管理遗留问题，坚持“严管”与“厚爱”相结合，深入开展医德医风建设专项行动，积极培树行业先进典型，不断激活卫生健康人才“一池春水”。

二、取得成效

(一) 基层卫生人才引进力度加大

通过逐步深入人事制度改革、逐年提高基层卫生人才编制占比，实施降低基层招聘卫生专业技术急需紧缺人才的学历层级要求和专业技术人才不受最低开考比例限制等政策，基层招聘成功率有效提升。2023年和2024年基层医疗卫生机构自主引进人才314人。

(二) 基层卫生人才留用吸引力更强

8个旗市区落实了“在乡镇卫生院从事专业技术工作20年的优秀专业技术人才，取得高一级专业技术职称后，不受本岗位结构比例限制聘用到相应专业技术岗位”的政策。目前95人享有此政策。28名定向免费医学生在服务期满后选择留在乡镇卫生院工作。

(三) 基层卫生人才队伍得到壮大

院校教育为基层卫生人才培养提供有力支撑，扎兰屯职业学院医学系开设临床医学、护理、药学等6个专业，共培养1 656名学生，源源不断地为基层输送新生力量。发挥银龄医师“传帮带”作用，支持基层医疗卫生机构返聘退休医师，现有77名具有高级职称的银龄人才在基层从事一线工作。同时，开展基层卫生人员岗位练兵活动等，提升基层卫生人员业务水平。

实施专项计划　补充优化队伍
全力守护乡村居民健康

河南省周口市

河南省周口市卫生健康委围绕建强基层卫生健康专业化人才队伍，通过建机制、招人才、稳队伍、搭平台、强服务等举措，着力破解乡村医疗卫生人才引不进、育不好、留不住的问题，兜牢基层健康网底，为推动全市卫生健康事业高质量发展提供人才保障。

一、全面动员，优化政策落实机制

（一）健全工作机制

市卫生健康委会同机构编制、财政、人力资源和社会保障等部门，成立了以市卫生健康委主要负责同志任组长，相关成员单位分管负责同志为副组长，科室负责同志为成员的全市大学生乡村医生专项招聘工作专班，制定了《周口市2021年来符合条件大学生乡村医生专项招聘及编制保障工作方案》《周口市乡村医生“乡聘村用”实施方案》《周口市基层卫生人才招聘计划实施方案》，明确招聘条件、优化招聘流程、合理安排招聘批次，积极引导卫生人才向基层流动，确保多渠道补充基层卫生专业人才机制有序推进、有效落实。

（二）紧扣需求导向

认真组织梳理乡镇卫生院空编底数，实地调研村卫生室设置配置、人员结构、学历职称分布、日常诊疗服务数量及群众医疗卫生服务需求等，加强与规划信息、行政审批等科室间的信息沟通，以及与机构编制、财政、人力资源和社会保障等相关部门间的协调配合，科学合理制定村卫生室岗位需求计划，切实提升招聘成效。

(三) 扩大宣传覆盖

采用线上线下相结合的模式，充分借助“互联网 +”的宣传优势，在市卫生健康委官网、微信公众号、周口市人事考试网等行业平台和周口日报社、电视台等官方融媒体以及微信工作群等自媒体广泛发布专项招聘信息，多元拓展招聘信息渠道。同时，组织辖区内各级医疗卫生机构面向本单位职工或亲属积极开展招聘政策宣传，尤其鼓励发动当地乡镇卫生院和乡村医生的医学院校毕业子女根据自身情况积极报名参加大学生乡村医生招聘，积极投身乡村医疗卫生队伍。2024 年以来，累计招聘大学生乡村医生 271 名，其中第一批、第二批共 146 人完成了招聘入编工作，第三批 125 人正在办理入编手续，有效充实了乡村医疗卫生队伍。

二、多维培育，提升岗位胜任能力

(一) 开展入职培训，筑牢执业基础

对所有新入职的大学生乡村医生开展为期不少于 3 个月的集中培训，邀请一线业务骨干讲授常见疾病诊疗、基本公共卫生服务规范、医患沟通技巧等实用内容，采用理论与实践深度融合、案例分析与模拟演练相辅相成的教学方法，帮助大学生村医快速适应工作岗位。

(二) 实行师徒结对，传承匠心使命

推行“一对一”带教制度，根据实际情况，为每一位大学生乡村医生量身配备一名经验丰富的本地乡村医生作为导师，在日常工作中言传身教，毫无保留地传授诊疗经验、应急处理方法、工作技巧等，帮助他们掌握常见病、多发病诊疗要点。

(三) 线上线下培养，规范能力提升

依托河南省基层卫生技术人员能力训练管理平台提供的丰富医学课程与学术讲座资源，要求所有聘用的大学生乡村医生参与线上学习。同时，定期组织线下业务培训与学术交流活动，选派优秀人员到上级医院进修学习，帮助他们及时更新知识结构，提升医疗卫生服务水平，拓宽视野。通过多种培训方式协同并进，全市已有 78 名入编在岗的大学生

乡村医生取得执业(助理)医师资格证书。

三、精细管理,激发人才队伍活力

(一) 提升待遇,强化保障

按照当地乡镇卫生院在职在编员工核算标准,推行“一类保障、二类管理”模式,全面落实“两个允许”政策,对在编在岗大学生村医实行全额财政供养,保障其养老、医保等待遇,确保“留”住人才。

(二) 科学考核,以评促效

从学习培训、医疗服务质量、基本公共卫生工作完成情况、患者满意度等多个维度,对大学生乡村医生进行量化考核,将考核结果与薪酬待遇、年度评先评优等直接挂钩,激励他们投身工作的积极性。对于表现优秀的人员,给予表彰奖励,加强宣传报道,树立行业榜样,营造积极向上、创先争优、尊医重卫的工作氛围。

(三) 人文关怀,凝心聚力

密切关注大学生乡村医生的工作与生活状况,定期组织开展谈心谈话活动,深入了解他们的实际需求,全力帮助解决工作、学习、生活中的困难和问题。如不少乡镇卫生院推行暖心举措,利用传统节日开展关怀慰问活动,针对离家较远的村医,不仅免费提供职工宿舍、周转房,还热心“牵线搭桥”充当“红娘”,为他们寻觅合适的异性伴侣,助力他们扎根当地,安心投身乡村医疗卫生工作。

(四) 搭建平台,促进发展

鼓励大学生乡村医生踊跃参与乡镇卫生院重点医疗项目与特色诊疗服务建设,大力支持他们学习新技术、新方法,并提供必要的资源支持与专业指导。同时,组织开展经验分享会和病例研讨会,促进学习交流和经验积累,加快人才成长进步。

夯实基层卫生网底　不断擦亮共富成色
“三个聚焦”提升乡村医生服务能力

浙江省衢州市常山县

乡村医生是医疗卫生服务体系的网底，在基本医疗、基本公共卫生服务、健康管理等方面发挥着不可替代的作用。浙江省衢州市常山县作为一个以农村为主的山区县，高度重视乡村医生队伍建设，从“进、培、用”三个方面不断提升乡村医生队伍的服务能力，充分发挥乡村医生在共同富裕中的积极作用。

一、聚焦“进”，不断拓宽人员补充渠道，让村医队伍“后继有人”

村医后继无人一直是困扰村级卫生健康服务的突出难题，也是影响基层群众就医体验的关键因素。为此，常山县高度重视，经过多方深入调研，采取多项举措破解人员“进”的困境。在乡村医生长达 10 年未新增人员的情况下，近两年成功补充了 13 名乡村医生，有效缓解了乡村医生短缺问题。目前，乡村医生队伍的年龄和学历结构更加合理，平均年龄从 2022 年的 63 岁下降至 2024 年底的 59 岁。

（一）开展专项招聘

创新村卫生室人才招引机制，试点合同制乡村医生制度，所需人员经费由县财政按规定进行保障，构建由乡镇卫生院引领，合同制乡村医生为主体的村卫生室人才储备体系。落实村级医疗卫生人才“县招乡聘村用”机制，根据村卫生室数量和实际需求，逐年开展人员招聘。启动“大学生乡村医生专项计划”，开展乡村医生专项招聘。2024 年招聘大学生村医 4 名，其中本科学历人员 2 人、专科学历人员 2 人。

（二）培养本土人才

针对乡村医生根植农村的特性，与温州医科大学、杭州医学院、浙江中医药大学等省内医学高校合作，选派愿意从事乡村医生且具有高中及以上学历的人员，开展乡村医生定向委托培养和中医师承培养，培养所需费用由县财政承担，培养结束后直接回户籍所在村或邻近村开展执业，解决乡村医生“水土不服”的情况。2023—2024 年已有 6 名人员通过培养回村卫生室，目前在外培养人员还有 12 名。

（三）探索补充方法

在卫生健康系统内部开展“人人是村医，回村去报到”行动，所有县属医疗机构具有执业资质人员均作为自己户籍所在地流动乡村医生，定期到村里开展服务，为村民提供医疗健康服务、帮助联系医院检查床位等。启动“银龄村医”计划，对系统内具有执业资质的退休人员如愿意到村级医疗机构执业的，不设进入条件，在其退休待遇的基础上可以享受村级医疗机构待遇。2024 年共有 3 名人员返聘到村卫生室从事乡村医生工作。

二、聚焦“培”，不断拓展人员培训方式，让村医队伍“服务有招”

乡村医生的服务能力直接关系到医疗卫生健康服务质量。一方面，随着群众对健康需求越来越高，对村医的服务提出了更高的要求；另一方面，由于村医大多没有经过正规院校教育或者毕业后没有经常性开展继续教育，不能满足现在的服务要求，医疗安全存在隐患。为此，常山县聚焦乡村医生培训，不断提升村医队伍服务能力。目前全县 176 名乡村医生均掌握 4 种及以上中医药适宜技术，急救技能考核通过率达到 100%，乡村执业（助理）资质人员达到 22 人，大专及以上学历人员达到 35 人。

（一）完善培训制度

建立乡村医生积分制培训办法，根据乡村医生年龄合理确定年度培训合格积分，培训积分合格情况与乡村医生绩效发放、再注册、评先评优等相挂钩。鼓励乡村医生参加进修培训、医学学历教育、医师资格考试。出台乡村医生脱产培训激励政策，并安排一定资金予以支持，对经县卫生健康局审批同意全脱产参加进修培训 1 个月及以上的人员，由县财政拨付每人每月 3 000 元的工作补助。2024 年政策出台以来已有 3 人享受到该政策的补助。

（二）优化培训方式

根据乡村医生年龄结构情况探索多形式培训方式，形成“线上学、基地训、岗位练、严格考”的培养培训模式。将乡村医生培训纳入“万人医师进修计划”，根据村医从业特点，制定基本医疗、基本公共卫生服务、中医药适宜技术等课程，突出临床实操，确保人人达标。创新乡村人才培训新机制，依托县域医共体资源，建立实训基地，每个辖区卫生院成立专职辅导员，常态化开展专业技术培训、岗位练兵、技能比武、业务竞赛，精细化推行执业带教、模块培训、师徒结对，全面强化乡村人员整体素质。2024 年完成乡村医生培训 176 人，全县医共体辅导员累计下乡 55 人，走访 132 个村卫生室，其中上门服务 60 次，1 对 1 辅导乡村医生培训 55 次，召集乡村医生 63 场次集中线下辅导，面对面辅导 148 人，有效提高乡村医生的诊疗服务技能。

（三）用好信息化手段

医共体内设立“常医课堂”，将常见病的诊疗、常见危重症救治等内容由医共体总院相关业务专家录成小课件放在“常医课堂”，供乡村医生随时免费学习，并对乡村医生提供线上学习辅导。开设会诊群，乡村医生在临床工作中碰到不能处理的业务，可以在会诊群中提出会议请求，由上级医师线上会诊帮助解决。2024 年共有 64 人次通过会诊群进行会诊，有效解决村医急救短板。

三、聚焦“用”，不断提高村医待遇地位，让村医队伍“前景有路”

村级医疗机构平台低、待遇少、病员少等问题一直是困扰乡村医生发展的瓶颈，也是乡村医生进人难的关键原因。为此，常山县从多方入手提高乡村医生经济待遇、政治待遇，让乡村医生岗位更吸引人，2024年乡村医生人均收入达到 9.2 万元。

（一）提高待遇保障

进一步完善乡村医生从事基本医疗和基本公共卫生服务补助政策，年初各基层医疗卫生机构根据乡村医生工作能力、服务人口数量、服务质量等，合理核定基本公共卫生服务任务量，与乡村医生签订个性化服务协议，尽量将乡村医生可承担的服务项目交由乡村医生进行开展。根据基本医疗服务情况，给予基本医疗基本补助每月 200 元和每门诊人次 6 元的绩效补助。将乡村医生纳入村级公共卫生委员会，按照村（社区）网格员的标准予以补助。2024 年乡村医生人均补助达到 5.6 万元。

（二）建立上升通道

建立健全村级卫生技术人员职称评审机制，将实行乡村一体化管理的村卫生室卫生技术人员纳入乡镇卫生院职称评聘序列。在村卫生室连续工作满 15 年或累计工作满 25 年，且仍在村卫生室工作的专业技术人员，在满足聘用条件下可不受岗位结构比例限制聘用至相应岗位。对长期在村卫生室工作，且已取得执业助理医师、执业护士等以上资格且年龄 45 周岁以下的乡村医生、执业护士，经选调后纳入辖区乡镇卫生院事业编制。鼓励乡村医生参加村“两委”成员选举，提升乡村医生的社会地位，目前已有 21 名乡村医生兼任村“两委”干部。建立健全乡村医疗卫生人员荣誉表彰制度，定期开展各类评选，各类人才项目、荣誉表彰、评奖评优向乡村医疗卫生人员倾斜。

（三）消除后顾之忧

对已纳入事业编制或者合同制乡村医生管理的乡村医生，按照有关规定参加机关事业单位基本养老保险、职工基本医疗保险等社会保险。未纳入事业编制或合同制乡村医生管理的乡村医生，按照有关规定参加企业职工基本养老保险或城乡居民基本养老保险、职工基本医疗保险或城乡居民基本医疗保险等社会保险。到龄离岗的乡村医生，办理退休手续后，由人社部门按标准发放养老保险金。同步建立村卫生室医疗责任保险和乡村医生人身意外伤害保险工作机制，涉及费用纳入基本运行财政补助范围，有效降低乡村医生执业风险。

多措并举　进一步夯实基层“健康守门人”队伍

新疆维吾尔自治区博尔塔拉蒙古自治州博乐市

新疆维吾尔自治区博尔塔拉蒙古自治州博乐市从压实各方责任、改革完善基层运行机制、落实基层卫生人员待遇保障、加强人才培养等方面制定系列政策措施，坚持造血、输血与活血并重，通过培养、引进、激励等方式，多措并举加强博乐市基层卫生人才队伍建设，进一步夯实基层“健康守门人”队伍，为人民群众健康保驾护航。

一、主要做法

（一）多层次培养卫生人才，完善造血功能

1. 严抓实践实训，强基本　发挥自治区基层卫生健康综合试验区优势，以紧密型县域医共体为抓手，开展基层卫生人才能力提升培训。**一是**投入 140 万元打造医共体牵头医院实训室 2 间、多媒体教室 1 间，配备教师机 2 台、学生机 1 台、教学系统 3 套，以及中医、外科、护理、急救等各类模型 12 具。**二是**制定《博乐市 2024 年基层卫生人才能力提升培训实施方案》，乡村医生、临床医师、公共卫生医师，按照“实用、实训、实效”原则，组建 55 人的专科师资队伍从中医药适宜技术推广，针对家庭医生签约服务，慢性病全周期健康管理等内容开展培训，2024 年累计举办专题培训 22 期、受训 969 人次，提高了基层卫生人才综合素质。

2. “科包院”补短板，精服务　严格遵循国家促进优质资源下沉的方针，医共体总院遴选 10 个业务精湛的科室，依据 8 家基层医疗卫生机构的实际状况，针对基础薄弱者采取二对一的包联模式，大力弘扬传、

帮、带优良传统，深度剖析各基层服务群体的特征，量身定制诊疗服务项目，全力提升基层医疗卫生机构对患者的吸引力，为基层医疗服务的精准化与个性化发展筑牢根基。

3. 对口支援强基层，培新生 选派二级及以上医疗卫生机构公共卫生、中医学、口腔医学、护理学等方面的 30 名专家，组建 10 个支援团队，赴 8 家基层医疗卫生机构开展为期一年的对口支援工作。2024 年对口支援专家在基层累计开展带教查房 2 219 人次、会诊疑难杂症病例讨论 118 次，开展火疗、游走罐、督灸等 10 余项新项目新技术，通过发挥对口支援作用，带教基层医疗卫生机构人员，提高医疗技术水平，促进基层卫生人才快速成长。

4. 银龄专家发“余热”，传薪火 根据自治州《“银龄工程”实施方案》，返聘州内退休医疗“银龄”专家做好“传帮带”服务，不断提高基层医疗卫生机构服务水平。2024 年共返聘专家 22 名(市外专家 5 名)，其中副高及以上职称 15 名，服务于基层单位 11 人，一对一带徒 4 人，门诊累计接诊 4.43 万人次，外出义诊活动 45 场次。

5. 聚焦急需人才，重培养 加强中医药特色人才培养，鼓励全市医务人员参与为期三年的西学中培训，目前已有 64 名医学人员参与培训，培训考核合格后可在执业证上增加相应的中医执业范围，为博乐市中医药事业发展提供一批能中会西的医疗人才。

(二) 多渠道引进卫生人才，加强输血功能

1. 实施人才专项政策，让基层有人可选 积极开展农村订单定向医学生免费培养、大学生乡村医生招聘等人才项目。截至 2024 年年底，农村订单定向免费医学生共签订 76 人，已毕业报到 34 人；招聘大学生乡村医生 13 人，均已到岗开展工作，为基层卫生人才队伍注入新鲜血液。

2. 积极搭建人才引进平台，吸引专业人才 通过线上线下相结合、参加校园招聘会等方式多次招聘，吸引了大量优秀青年卫生人才。博乐市医共体人事管理中心根据各成员单位的岗位需求，统一招聘各类卫生专业技术人员 3 批共计 45 人，促进基层人才增量提质。

(三) 多形式激励卫生人才，提升活血机能

1. 真诚关爱人才，增强磁场吸力 坚持党管人才原则，严格落实

党组（党委）定期研究人才工作制度，每年召开人才工作会议，推动中央和自治区、州、市委人才工作部署在全系统落地见效。加强政治引领和政治吸纳，实行把业务骨干培养成党员、把党员培养成业务骨干的“双培养”机制，引导人才爱党报国、敬业奉献、服务人民。深化人才评价改革，持续细化卫生系列高级职称评审标准，更加注重评价专业能力和工作实绩，鼓励卫生专业人才回归临床一线，让各级专业的医疗卫生人员都有职业发展方向和渠道。

2. 建立竞争机制，拓展发展空间　为更好地用活用好现有人才，全面引入竞争机制，建立领导干部能上能下、进退留转的机制，选优配强乡镇卫生院领导班子。2024 年卫生健康系统共调整股级干部 19 人，其中 9 名 35 岁以下专业技术骨干被选任管理岗位。

3. 落实“两个允许”，调动积极性　**一是**全面落实“两个允许”，优化绩效体系。基层医疗卫生机构在保持原有财政保障不变的基础上，允许医疗卫生机构突破现行事业单位工资调控水平，允许医疗服务收入扣除成本并按规定提取各项基金后主要用于人员奖励。**二是**善用绩效杠杆，激活医务人员潜能。紧握绩效“指挥棒”，充分发挥人员积极性。基层医疗卫生机构根据月收入提取 20% 左右纯利，依工作数量与质量精细分配，保障按劳分配，促使职工由“要我履职”到“我要担责”的深刻转变。2024 年基层医疗卫生机构累计发放绩效 139.84 万元，人均 380.99 元，激励多劳者多得、优劳者优酬。

4. 持续优化待遇，稳定村医队伍　博乐市立足实际，制定了具有吸引力的村医薪酬体系，对于取得乡村医生证的每月财政发放 2 400 元，取得执业助理以上的每月财政发放 3 000 元，偏远村在此基础上每月再增加 1 000 元，同时各村依据服务人口数量发放相应的基本公共卫生服务补助资金、基本药物补助资金以及基本医疗收入等作为补充。全市村医人均每月收入达到 4 428 元左右，为村医提供了稳定的经济保障。

5. 引导展示技能，表优秀　以年度培训内容为重点，组织基层医务人员技术“比武”竞赛，以此带动全员“大练兵”、能力大提升，鼓励人人参加“比武”、个个提升素质。充分发挥“5·12 护士节”“8·19 医师节”表彰激励作用，积极开展岗位练兵、技能比武、文艺晚会、演讲比赛、职工运动会等丰富多彩文体活动，激发广大医务人员的积极性和创造性，充分展示自己的才能和实力。

二、取得成效

（一）诊疗范围持续扩展

2024 年基层医疗卫生机构诊疗病种达 100 余种。达勒特中心卫生院和小营盘中心卫生院设置手术室，并选派业务骨干到医共体牵头医院跟岗学习，现可开展急诊清创缝合术、拔甲术、包皮环切术，腋臭切除术、局麻下的体表肿块切除术、脓肿切开引流术，局麻下肛肠科疾病处理、妇科手术等常规一级手术，2024 年累计完成各类手术 265 人次，基层群众满意度稳步攀升。

（二）服务能力全面增强

更多的群众愿意选择在基层接受卫生健康服务，基层医疗卫生机构对群众的吸附力更强、黏合度更高，2024 年博乐市基层就诊达 22.63 万人次。2 家基层医疗卫生机构服务能力达到“优质服务基层行”活动推荐标准，综合服务能力位居全州前列。

（三）中医特色服务全覆盖

各基层医疗卫生机构紧密结合自身实际，遵循“临床科室专科化、专科科室特色化”的发展思路，全力打造中医科等特色科室，致力于实现“一院一特色”的发展格局。截至 2024 年年底，已成功打造 8 个中医馆和 1 个哈医馆（即哈萨克族医馆），有效促进基层错位竞争、协调发展与可持续发展，为基层医疗卫生服务的创新性与差异化发展开辟了新路径。

（四）基层卫生人才队伍全面提质

2024 年基层医疗卫生机构专业技术人员 449 人，其中大学本科 207 人、专科 188 人；高级职称 33 人、中级职称 67 人、初级职称 349 人。全市乡村医生 88 人，其中在编 13 人，大学本科 6 人、专科 36 人；执业医师 10 人，占比 11.36%，较 2023 年上升 2.06 个百分点；执业（助理）医师 41 人，占比 46.59%，较 2023 年上升 8.22 个百分点，推动基层人才队伍高质量发展。

第六部分

医防融合 / 慢性病管理

中西医协同
构建基层慢性病管理“金陵模式”

江苏省南京市

2024 年 5 月，江苏省南京市启动中西医协同构建基层慢性病管理“金陵模式”项目，充分发挥中医药在慢性病防治中的独特优势，以高血压、糖尿病和慢性阻塞性肺疾病等为重点，通过研究中西医结合的核心技术、优化管理流程、提升服务效果，解决社区慢性病管理的痛点。在小区、企业设立“金陵小屋”健康管理阵地，将中医药适宜技术与西医服务结合，为患者提供个性化、规范化的健康管理服务，提高了慢性病管理的覆盖面和患者依从性。

一、问题分析

在推动基本公共卫生服务慢性病管理项目过程中，南京市发现社区慢性病管理存在多个亟待解决的问题。

（一）患者依从性低

慢性病管理模式主要依赖西医药物治疗，但患者对长期服药的依从性较低，特别是对于高血压、糖尿病等需持续治疗的疾病，影响了长期管理效果。

（二）缺乏适宜的中医药技术支持

传统的慢性病管理模式过于依赖药物，但中医药注重整体调理，在基层慢性病管理中应用较少，未能充分发挥其在病症改善和治疗副作用小等方面的优势。

（三）资源不足导致管理覆盖率低

社区卫生服务机构人力资源紧张，尤其是中医药人才，无法满足利用中医药技术管理慢性病的需求。

(四) 居民对中医药认知和信任度较低

许多居民对中医药的理解和信任度较低,限制了其在社区管理中的应用广度和深度。

二、主要做法

针对社区慢性病管理中的痛点,南京市采取了一系列创新措施,推动中西医协同管理,提升社区健康服务的效果和可及性。

(一) 编制中医防治慢性病的健康教育核心知识点

南京市组织专家编写了针对慢性病患者的中医药健康教育核心知识点。健康教育内容涵盖了慢性病预防、体质调理、日常保健和中医基础知识等方面,旨在向患者传递“治未病”的理念。通过社区健康讲座、宣传资料和线上平台等多种渠道向居民推广中医药健康知识,有效提升了社区居民对中医药的认识和理解,推动了慢性病自我管理的普及。

(二) 遴选并推广适宜的基层中医药技术

遴选出一批符合基层需求的中医药适宜技术,包括针灸、推拿、艾灸、中药调理和体质辨识等。这些技术不仅操作简便、成本低廉,还能够帮助慢性病患者进行有效的调理和康复。南京市通过集中培训、现场指导和技术手册等方式帮助基层医务人员掌握中医药技术,促进其在社区慢性病管理中的广泛应用。

(三) 研发中西医协同的关键技术

在国家基本公共卫生服务项目的基础上,南京市融合了中西医的关键技术,通过“金陵模式”构建了针对高血压、糖尿病和慢性阻塞性肺疾病的中西医协同管理技术方案,涵盖筛查、随访、个性化管理和中医体质辨识等方面,确保患者能够同时接受西医的常规治疗和中医的体质调理。比如,对于高血压患者,中医师通过针灸、推拿等方法辅助治疗,减少药物副作用,同时提供个性化的生活方式指导(图 1)。通过中西医结合的方式,患者能够获得更全面的健康支持,改善疾病管理的整体效果。

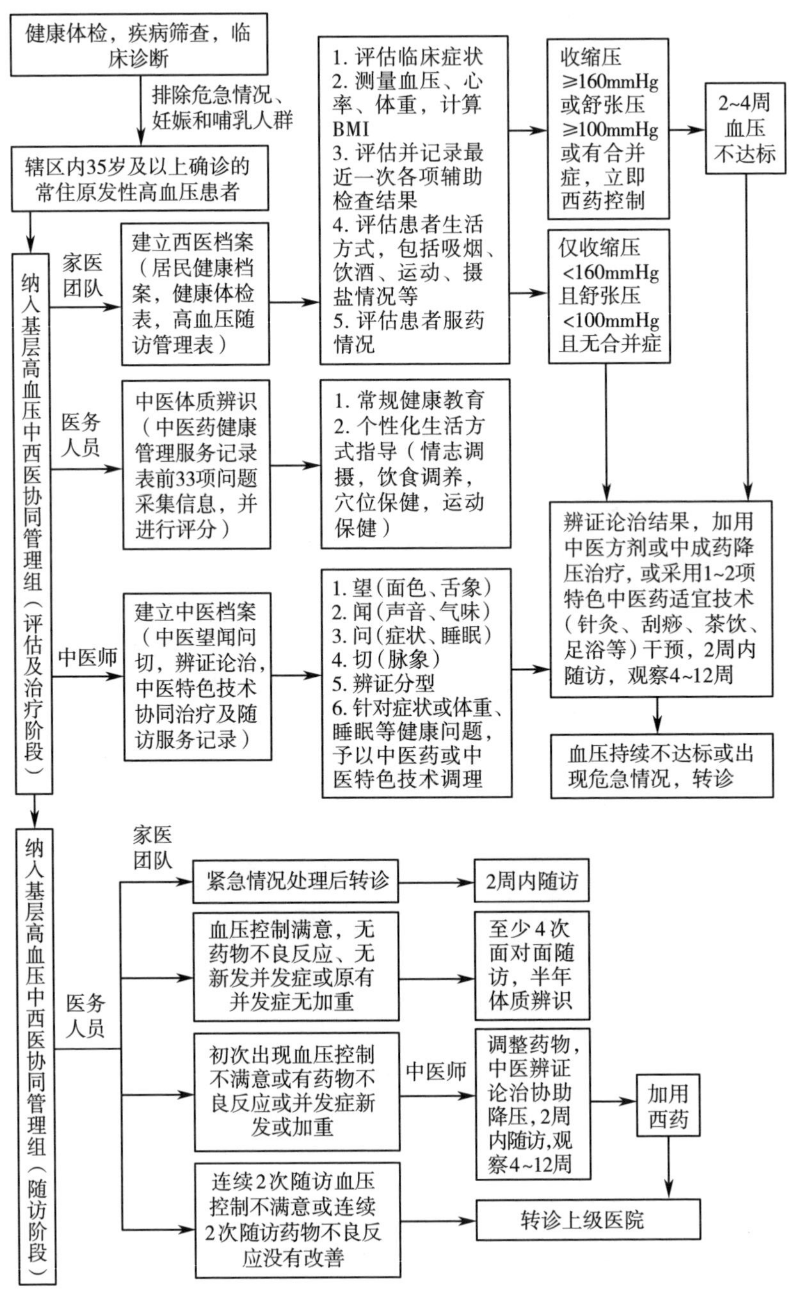

图 1　南京市中西医协同基层高血压慢性病管理临床路径图

（四）建设“金陵小屋”作为健康管理阵地

南京市在小区、企业设立“金陵小屋”作为慢性病管理的实施阵地，为慢性病患者提供了便捷、持续的中西医结合服务，使患者在家门口即可享受到高质量的健康服务。“金陵小屋”由社区卫生服务中心配备标准化设施设备和中医药服务团队，全面落实“五个一”的工作模式，即一次中医健康评估，使用“望、闻、问、切”四诊合参和西医检查，全面了解患者体质、病情和风险因素；一份中医药签约服务协议，正式将患者纳入中西医协同管理服务体系，为其提供长期健康管理支持；一份中医健康管理档案，记录患者的体质辨识、诊疗记录和中药使用情况，为持续管理奠定基础；一个个性化服务包，依据患者体质和健康评估结果，提供中药调理、针灸、艾灸等个性化的中医药服务；一本健康教育手册，涵盖慢性病管理知识，帮助患者在日常生活中进行自我管理。

（五）制定“金陵模式”标准并推广

南京市在玄武区和秦淮区社区卫生服务中心试点“金陵模式”，形成一套可复制的中西医协同慢性病管理技术规范，涵盖中西医结合的诊疗流程、随访管理和质量控制指标。同时，通过试点区内的定期评估和改进，积累了宝贵的经验，为全市范围内的推广提供了科学依据和技术支持。

三、取得的成效

（一）改善了慢性病患者的健康状况

通过中西医协同管理，居民的血压、血糖等关键健康指标明显改善，截至 2024 年年底，血压控制达标率从改革前的 55% 提升至 63%，血糖控制达标率从 50% 提高至 61%，患者的整体症状改善率超过 60%，超过 60% 的患者经过中西医结合治疗后，头晕、乏力、心悸等常见症状明显减轻或消失，体质辨识和中药调理的介入帮助患者更有效地控制病情，显著提升了日常生活质量。

（二）提高了患者的依从性和健康管理意识

通过个性化的中医药服务和健康教育，患者对慢性病管理的依从性明显提高。截至 2024 年年底，用药依从性从改革前的 60% 提高至 72%，参与健康小组的患者比例从 40% 增加到 65%；患者自我保健的积极性显著增强，自我监测血压、血糖的频率从每周 1~2 次提升至每周 2~3 次，按时随访和自我管理的达成率显著提升。患者在社区内建立的健康管理支持系统中，更加主动参与到日常健康管理中。

（三）中医药服务的认可度和使用率提升

"金陵小屋"健康管理阵地的推广，使得中医药服务更为普及，居民的认可度和使用率显著提升。截至 2024 年年底，对中医药服务的满意度从改革前的 65% 提升至 76%；高血压和糖尿病患者中医药适宜技术的应用率从 45% 提高至 55%；中医药服务的覆盖率从 50% 增加至 81%，增幅超过 30 个百分点。居民主动尝试并信任中医药的保健和治疗方法，社区内形成了良好的中医药健康文化氛围。

（四）优化了社区医疗资源的配置

中医药技术的推广和社区健康管理的标准化，缓解了大医院的就诊压力。居民在社区即可获得优质的中西医结合健康管理服务，减少了医疗成本，提高了社区健康服务的可及性。

（五）形成了标准化、可推广的慢性病管理模式

南京市"金陵模式"制定了涵盖诊疗流程、管理技术和质量控制的标准，形成了中西医协同慢性病管理的技术规范，为市级、省级全面推广提供了技术支持。

探索实施“6+X 健康管理中心”建设 打造一站式融合型服务新模式

浙江省金华市义乌市

浙江省金华市义乌市作为国际化商贸城市，人口规模持续扩张，2023 年年底全市常住人口达 190.3 万。为有效应对基层医疗卫生服务量扩增、居民期望值提高的趋势，义乌市深入探索工作新做法、服务新模式，于 2024 年出台《义乌市基层医疗卫生机构“6+X 健康管理中心”建设指引》，聚焦方便居民就医、简化服务流程、改善服务体验、优化慢性病管理、提升签约感受等方面，通过优化整合基层医疗卫生机构内部功能区，全面推进医防融合，提升患者就医体验感和满意度。

一、主要做法

（一）精研细究，明确融合工作新方向

1. 紧扣人群需求，明确融合重点　全面分析基层医疗卫生机构服务群体，结合机构服务能力，聚焦重点人群的核心需求，启动“6+X 健康管理中心”功能区建设工作。其中“6”涵盖了慢性病健康管理中心（慢性病一体化门诊）、老年人健康管理中心（健康体检中心）、儿童健康管理中心、妇女健康管理中心、口腔健康管理中心、中医药健康管理中心，“X”则是各基层医疗卫生机构根据自身能力和业务发展规划，培育 X 个基层特色专科。

2. 坚持医防融合，明确整合内容　为确保健康管理中心功能区建设工作规范开展，在建设指引中详细制定了各健康管理中心的建设原则、服务要求、建设标准、服务流程、人员配置等标准。将中医药服务融入妇女、儿童、老年人、慢性病等健康管理中心服务内容中，将老年人

"口福"行动、儿童窝沟封闭等工作纳入口腔健康管理中心服务内容,在中医健康管理中心常态化提供老年人、儿童中医药健康管理服务,有效促进公共卫生服务和诊疗服务的有机融合,扩大公共卫生服务受众,提高诊疗服务效率。

3. 全域统筹谋划,明确发展特色 为推动基层医疗卫生机构向专业化、特色化发展,结合居民就诊数据、区域疾病流行趋势以及居民健康诉求调研结果,精心谋划出台《义乌市医共体各院区"一院一特"建设实施方案》,精准选定皮肤、康复、肝胆、骨伤、心康等热门专科作为培育重点。在专科能力建设过程中,加大资金倾斜力度,积极搭建人才培养平台,定期选派医护人员进修学习,常态邀请行业专家坐诊带教,成功培育一批专科能力强、辐射范围广、特色鲜明的基层特色专科,如稠江街道社区卫生服务中心的皮肤病专科、后宅街道社区卫生服务中心的康复专科等。

(二) 全面提升,营造融合区块新面貌

1. 硬件提档升级,环境焕然一新 积极争取财政资金和规划用地,大力推动基层医疗卫生机构移址迁建、公共卫生楼新建扩建以及老院区改造提升。目前,用于"6+X 健康管理中心"的业务用房面积普遍达到 4 000m^2 以上。在医疗设备实现基层医疗卫生机构 CT 全覆盖、60% 机构配备电子胃肠镜等基础上,按"一院一特"建设思路,全力支持基层医疗卫生机构根据特色业务发展需求,购买皮秒激光仪、心脏康复体外反搏仪、高压氧舱等先进的专科医疗设备,努力实现健康管理中心装备精良、氛围浓厚、布局合理、环境舒适的目标。

2. 深挖数智力量,系统精准支撑 深入推动业务系统的深度交互,在叫号、诊疗、公共卫生等系统之间建立互联交互功能,将民生实事、疾病筛查、签约服务、慢性病管理、健康体检等健康服务信息全面嵌入各业务系统,生成个人健康服务清单。在取号时、接诊时、随访时等节点上,精准触发提醒待享受业务内容,并主动将患者分配至签约医生处接诊,实现居民一站式享受各类健康服务,形成健康体检、日常诊疗、疾病筛查等服务数智融合新模式。同时,构建区域融合服务模式,对公共卫生系统进行迭代升级,打破原有基本公共卫生服务由居民常住地机构提供、人头经费全额补偿给常住地机构的“固有模式”，建立市域范围内基本公共卫生服务共享机制，居民在任何可提供基本公共卫生服务的机构就诊时，系统都会主动提醒，居民可当即享受相应服务。

3. 人才持续互动，能力显著提升　明确各健康管理中心人员配置、资质、培训、进修等服务能力要求的同时，建立医共体内骨干人才精准上挂、下派机制。根据实际需求，持续选派 80 名人才下派基层医疗卫生机构担任院长助理等职务，带动发展。如在医共体专家的带领下，基层医疗卫生机构妇女健康管理中心开展宫腔镜手术。充分利用市级专科医院能力资源，推动专科医生下沉，建立口腔医院帮扶机制，帮助基层提升口腔专科能力。基层医疗卫生机构口腔健康管理中心普遍配有口腔保健室、种植手术室，全部配备口腔全景 CT，能常态化提供窝沟封闭、口腔保健等服务，也可提供口腔种植手术等。

（三）深度拓展，延伸融合业务新内涵

1. 人工智能赋能，服务融合高效　在标准化慢性病一体化门诊建设中，充分运用人工智能辅助诊疗系统，患者就诊时，系统可快速采集分析其过往病史、检查检验数据，辅助医生精准诊断。比如，面对高血压、糖尿病患者，系统能依据实时监测的血压、血糖数值，结合患者生活习惯，智能生成个性化治疗方案，精准推荐用药剂量和调整建议。同时，借助智能随访功能，定期提醒患者复诊、服药，自动推送健康科普知识，实现对患者全周期、精细化的管理。不仅大大提高了诊疗效率，还高效落实“两慢病”路径化管理，真正做到“两慢病”健康服务智能化、高效化、规范化。

2. 服务持续增值，深化融合内涵　全面推进体重管理服务，在全域普及体重监测的基础上，在全市慢性病健康管理中心开设“减重门诊”，探索将体重管理与慢性病预防、康复相结合，推出“运动处方”“饮食处方”“中医处方”相结合的综合治疗方案，同时组建由专科医生、家庭医生、营养师、健康管理师等组成的综合型体重管理团队。医生根据居民体质、生活习惯制定专属减重计划，搭配科学合理的饮食、运动方案，并定期跟踪效果及时调整，为居民提供全方位体重管理指导。通过举办健康讲座、社区宣传等活动，营造浓厚的体重管理社会氛围，提升居民健康

意识。

3. 中西双管齐下，促进融合发展 在全覆盖建设中医健康管理中心的基础上，积极推动中医服务融入其他健康管理中心服务内容。比如，在慢性病健康管理中心，针对糖尿病患者，运用中医艾灸、穴位按摩等疗法，辅助实现降糖治疗。在妇女、儿童健康管理中心广泛开展中医贴敷、中药熏蒸等中医特色服务。在老年人健康管理中心，将中医治未病理念融入公共卫生服务，为居民提供中医体质辨识、健康调养方案等。全市基层医疗卫生机构中医诊疗服务占比高达 39.57%，门诊中医非药物疗法占比高达 33.71%。

二、工作成效

（一）基本医疗服务提升明显

全市 14 家基层医疗卫生机构全部达到国家“优质服务基层行”活动服务能力推荐标准，社区卫生服务中心全部建成社区医院，并建成 2 家重点中心乡镇卫生院。随着融合服务模式的持续深化，基层医疗卫生机构的服务环境不断优化，整体服务能力大幅提升，服务品质逐渐提高。2024 年全市基层医疗卫生机构累计提供门急诊服务 627 万人次，较去年同期增幅超 10%。

（二）特色专科发展势头强劲

10 个基层医疗卫生机构形成皮肤科、康复科等 10 个特色专科，获评“金华市基层特色专科”称号。地市级基层医疗卫生机构特色专科覆盖率为 71%，基本实现错位发展、优势互补、有序竞争的良好局面。如北苑街道社区卫生服务中心高血压病专科全年诊疗量达 25 万人次，域外患者占比高达 55%，成为基层医疗卫生机构的特色品牌。

（三）服务质量赢得居民信任

2024 年，基层就诊率较同期增长 2.61%，健康体检参检率提升 5.13%。持续利用短信回访、AI 智能语音助手、现场调查等途径，对 14 家基层医疗卫生机构常态化开展居民满意度调查，诊疗服务和基本公共卫生服务满意度长期保持在 96% 以上。

(四) 区域卫生服务更加均衡

医共体专家常态化下沉、推进了专科医院的专科能力帮扶和诊疗服务的规范化，使得区域优质医疗资源得以精准下沉，城乡医疗资源差距进一步缩小，全市医疗资源的整体配置更加均衡合理、系统连续，为医疗卫生强基工程奠定坚实基础。

网格引领 数智聚力
构建基层卫生健康治理新格局

浙江省湖州市长兴县

浙江省湖州市长兴县聚焦全域健康治理、全人健康服务、全程健康评价，创新实施网格化健康管理，强化数字赋能，实现基层卫生健康治理能力全面提升，慢性病管理内涵逐步拓展，家庭医生签约服务黏性不断增强，群众体验感、满意度大幅提升。

一、主要做法

（一）实施网格管理，高站位推进全域健康治理

出台《长兴县网格化健康管理工作实施方案》，将镇村干部纳入网格团队，形成县、乡、村三级齐抓共管的工作格局，实现健康管理与基层治理有机融合，打通卫生健康管理"最后一百米"。

1. 组建"四级团队" 以村（社区）为单位，成立网格化健康管理团队，每个团队设网格长和三级网格员，网格长由乡镇（街道）社会事务办人员、医共体集团总院领导、基层分院班子成员担任，一、二、三级网格员分别由分院中层干部、总院专科医生和分院全科医生、服务站医生和村居干部担任，依托基层治理网格，开展健康管理分片包干。全县共组建网格化团队292个，加入团队的镇村干部有422名。

2. 明确"四方职责" 基层医疗卫生机构承担健康管理主体责任，乡镇街道负责牵头实施，将村（社区）干部纳入网格，积极推进村（居）民委员会公共卫生委员会建设，将宣传、发动、服务功能延伸到基层治理的末梢，将村（社区）年度健康报告列入户主大会内容。医共体集团总院调配下沉专科医生116名，协助基层医疗卫生机构做好网格健康管理与

服务，做实城乡居民健康体检、基本公共卫生服务项目、家庭医生签约服务、慢性病医防融合等工作。

3. 建立“四张清单”　组织开展辖区居民健康状况调查，建立慢性病人群、困难人群、体检异常人群、普通人群四张清单，依托网格团队做好分类动态管理，确保覆盖到每一位居民。全县共纳入管理 67.6 万人，其中慢性病人群 13 万人、困难人群 1.01 万人、体检异常人群 6.2 万人、普通人群 47.39 万人，完成高危慢性病患者专科体检 1.35 万人、专科评估 1.24 万人。

（二）夯实信息基础，高能级支撑数智健康应用

聚焦互联互通、实战实效和系统重塑三大核心，构建标准化区域全民健康信息平台，高效解决整合型卫生健康服务体系中健康数据业务“互联互通、高效应用”的难题。

1. 打造高标准数据平台　有效发挥居民健康档案在居民全流程健康管理中的基础支撑作用，推进区域电子健康档案管理系统升级优化，实现与重点公共卫生业务系统的条块融合与信息共享。依托区域全民健康信息平台，归集涵盖了 11 年来卫生健康、医保、人社、民政、残联等多个部门逾 1.5 亿条健康相关动态实时数据，构建居民全息健康基础数据仓，打造县域卫生健康信息互通池。

2. 建设紧密型数字医共体　以“一平台三中心”为核心建设数字医共体，构建基于数字医共体的整合型智慧健康服务体系，为医共体内的资源共享、业务协同提供有力支撑，以医共体总院数字移动医生应用和分院数字家庭医生应用、区域财务系统、区域人事系统等为牵引，实现医共体内医护、医药、医技等优质资源“上下协同联动、内外贯通共享”，构建医共体业务高效协同管理体系。截至 2024 年年底，县域内所有医疗机构检验检查结果精准互认 25 万余次，直接节省群众就医费用超 700 万元。

3. 打造高能级数智引擎　基于全民健康信息平台，构建网格化健康管理数据专仓，融合知识图谱、AI 模型建设慢性病管理数智引擎，提供慢性病风险人群筛查、患者疾病分级分类、健康指数计算、健康积分计算、健康活动通知、精准健康宣教、个性化健康教育处方、智能随访管理、

自动预警等智能服务，在慢性病一体化门诊、数字家医、双向转诊、移动医生、健康长兴等核心应用中集成数智引擎，打造网格化健康管理数字应用，支撑网格化健康管理团队实现对辖区居民全面、专业、精准、智慧的健康管理。全县常住居民网格化健康管理系统纳管率达 99.44%。

（三）深化医防协同，高质量打造健康服务闭环

发挥信息化创新驱动作用，持续迭代升级健康指数、健康银行等应用，不断完善上下协同、医患互动的医防融合数字化管理模式。

1. 迭代健康指数应用生态 利用大数据人工智能技术，开发“两慢病”健康指数，发布全国首个《“两慢病”健康指数评价技术规范》地方标准。围绕“两慢病”发现、筛查、评估、管理、绩效全流程闭环，建立县、乡、村三级协同的数字化“两慢病”管理服务应用体系，提供面向居民、医务人员、医疗卫生机构、卫生健康行政部门的各类场景应用。梳理制定“两慢病”临床诊疗和随访管理一体化、标准化路径，开发慢性病一体化门诊信息系统，持续提升慢性病一体化门诊诊间管理规范化水平，实现医防有效融合，全县 16 家慢性病一体化门诊均达到规范化建设要求，诊间随访率达 34.8%。

2. 重塑居民自我健康管理 搭建“掌心健康”居民自我健康管理平台，通过建立个人“健康积分账户”，引导居民主动参与体育锻炼、科普讲座、健康监测等健康活动，获取“健康积分”，并可凭“健康积分”按需兑换健康服务（权益）。“掌心健康”系统以数据驱动健康管理，让居民在参与活动的过程中，享受健康服务，提升健康素养，提高健康水平。同时，针对在群众中传播健康知识、践行文明健康生活方式、开展慢性病管理等方面有带动性或突出表现的人员，建立“健康达人”社会荣誉激励，与经济激励结合，实现健康管理由“被人管”到“自己管”的转变。

3. 构建全人全程管理闭环 推行“构建以居民健康体检为基础的全人全程健康管理模式先行先试”试点，统一城乡居民医保参保人员与企业退休职工体检项目、体检频次和费用标准，成立体检质控中心，加强技术指导与质量控制，制定《县域健康体检专题数据仓数据集标准》《健康体检异常结果闭环管理规定》，升级健康体检系统，实现体检数据在体检系统、区域 HIS、电子健康档案间互通流转，落实检后服务闭环。

2024年共闭环纳管体检异常人员6.2万人，新增管理慢性病患者9 000余人。以网格化健康管理“四张清单”为核心，开展慢性病患者与高危人群筛查、“两慢病”区域分布分析、智慧社区诊断，建立村（社区）居民健康大数据分析预警机制，由村卫生室（服务站）负责人在年度户主大会上向村（社区）居民作健康报告，共有215个行政村将人群健康报告纳入户主大会议程。

二、工作成效

随着网格化健康管理工作深入推进，已构建起需方、供方、政府共同参与的健康治理新机制，实现了基层卫生健康治理能力全面提升。

（一）基层卫生服务能力明显提升

全县常住人口签约率达49.3%，重点人群签约率达96.8%。2024年1—10月的辖区居民县域就诊率达90.4%、基层就诊率达72.1%，其中“两慢病”患者基层就诊率达81.9%。基层门急诊人次达301.5万，同比上升7.9个百分点；基层床位使用率达51.5%，同比上升13.8个百分点；医疗服务收入占比达33.2%，同比上升28.5个百分点。

（二）居民健康管理参与度明显上升

全县健康积分制试点村（社区）覆盖率达30%，参与居民7万余人，参与率达到试点村（社区）总人数的44.7%，月活跃人数达1.8万余人。试点村（社区）老年人健康管理参与率达90%，比试点前提高50个百分点。人均运动率提升32%，参加人次数是试点前的8倍，健康素养提升7个百分点。基本公共卫生服务项目省、市级考核成绩名列前茅，近三年签约居民对服务的满意度保持在90%以上。

（三）主要健康指标明显提升

2023年重大慢性病过早死亡概率为8.17%，较2019年下降2.13个百分点；2023年恶性肿瘤发病率为603.16/10万，较2022年下降5.72个百分点；出血性脑卒中发病率为57.20/10万，较2016年下降22个百分点。2024年居民健康素养水平达43.71%，较2023年提升3.7个百分点。

“五化”改革激活力　医防融合惠民生

安徽省宣城市旌德县

自2023年7月旌德县被确定为安徽省高血压、2型糖尿病（简称“两病”）一体化管理试点县以来，旌德县积极响应政策号召，锚定“两病”管理优化、民生福祉增进的工作目标，以“五化”改革为创新驱动，以医防融合为关键路径，全面推进各项工作落地实施。一年多的时间里，通过专业化的组织领导、多元化的宣传教育、信息化的技术赋能、体系化的管理机制和制度化的保障措施，旌德县成功打造出一套科学、高效、可复制的“两病”一体化管理模式。

一、主要做法

（一）坚持专业化领导，凝聚项目实施合力

1. 强化专业化领导　及时成立由县卫生健康委主要领导任组长，分管领导任副组长，医共体牵头医院院长、卫生健康系统相关单位主要负责同志为成员的试点项目工作领导组，负责项目的领导与协调。领导组下设办公室，安排专人集中办公，实现组织领导、办事机构和工作人员“三落实”。

2. 组建专业化团队　按照医共体牵头医院包镇、镇卫生院包村（社区）、村卫生室包组的要求，抽调精干力量，组建10支160余人的“两病”一体化服务专业团队，明确各层级队员职责和任务，建立AB岗工作制。为提高服务质量，先后对专业团队开展家庭医生签约服务、慢性病管理等技能培训20余次。

3. 开展专业化调度　将试点项目纳入各镇、县直各相关单位年度绩效考核。依据年度目标，制定重点任务清单，开展“一周一汇总、一月

一调度”的工作推进法。项目实施以来，共召开调度会 21 次，制发交办、提示、督办“三单”45 份。

（二）坚持多元化宣教，增强居民健康素质

1. 开展“面对面”宣讲　依托“两病”家庭医生签约服务团队和镇、村（居）公共卫生委员会团队，结合“两病”人群的健康需求，以宣传普及“两病”健康知识为重点，印发宣传折页 4.8 万份；分村（居）开展“两病”知识讲座和健康咨询活动 68 场次，受众 1.1 万余人次。

2. 开展“屏对屏”宣传　投入资金 12 万元，筛选出全县“两病”患者典型案例，制作“两病”患者真实故事科普视频 2 期，在县微信公众号“微旌德”、县电视台及各医疗机构健康教育栏目播放，通过身边“两病”患者的故事，宣传“两病”的危害性，推动居民健康教育由被动“教”转为主动“防”，从“指尖”延伸到“心尖”。

3. 开展“一对一”宣教　针对“两病”签约对象开展个性化、“一对一”健康教育和干预。家庭医生签约服务团队在签约对象辅助检查完成后，及时为其提供报告解读、完善治疗方案、开展扫脸认证，并开具个性化健康指导（干预）处方等服务。

（三）坚持信息化支撑，提高数据运行质量

1. 突出信息化“管”　旌德县在基本公共卫生管理平台内建设“两病”一体化管理模块，内含红、黄、绿分级标识，签约服务包、“两病”履约、健康教育、“两卡制”绩效考核等 10 个方面，并与双向转诊系统、HIS 等功能模块互联互通，较好地实现“两病”患者家庭医生签约、履约、双向转诊等闭环管理。

2. 坚持信息化“防”　在“皖事通”上线“健康旌德”服务，开放查询居民电子健康档案信息。同时，“两病”一体化管理模块与区域检验影像系统数据实现互通共享，医疗机构均可从系统中获取“两病”履约辅助检查数据，确保了数据的准确性，也为居民预防“两病”提供了真实依据。

3. 应用信息化“医”　升级发挥医共体牵头医院双向转诊、远程会诊、远程影像、远程心电等平台系统功能。截至 2024 年年底，县域双向转诊 385 人次、远程会诊 119 人次、远程影像诊断 4 623 人次、远程心电

诊断 7 849 人次。同时，创新推出“智慧共享中药房”“互联网 + 中医药”“互联网 + 护理”服务，极大方便了基层群众及“两病”患者的就医流程，提升了就医体验。

（四）坚持体系化管理，推进医防深度融合

1. 推进慢性病管理中心建设 先后在两所县级公立医院建设医共体慢性病管理中心，主要承担“两病”患者治疗、随访、信息推送、健康教育与干预，以及医共体慢性病管理人员培训等任务。截至 2024 年年底，两家医共体慢性病管理中心共开展业务培训 26 场次，推送患者信息 3 280 余条， 随访干预“两病”患者 7 038 人次。

2. 试点建设“两病”一体化门诊 在条件成熟的旌阳镇卫生院试点建设“两病”一体化门诊，创新对“两病”患者开展“诊前、诊中、诊后”一体化管理。截至 2024 年年底，“两病”门诊诊疗 7 000 余人次，履约体检 1 736 人次，群众的获得感和满意度持续提升。

3. 发挥村级公共卫生委员会作用 充分发挥村级公共卫生委员会在老年人健康体检、“两病”健康教育和随访等工作中的重要作用，构建以医共体慢性病管理中心为主导，乡镇卫生院慢性病管理分中心为协同，家庭医生签约服务团队、一体化管理村医、村级公共卫生委员会共同参与的慢性病管理新格局。

（五）坚持制度化保障，发挥常态长效作用

1. 强化政策保障 会同财政、医保部门印发《旌德县高血压、2 型糖尿病一体化管理试点项目工作方案》《旌德县高血压、2 型糖尿病一体化管理试点项目年度工作计划》，以及健康教育、绩效考核、资金补助等方案，构建“1+1+X”的政策体系，为“两病”一体化管理提供制度保障。

2. 强化资金保障 先后投资 600 余万元用于家庭医生签约服务包补助、信息化改造、基线调查、基础设施建设、人员培训等。其中对村级公共卫生委员会参与慢性病管理按照每常住人口 2 元的标准给予经费保障。

3. 强化人才保障 印发《旌德县卫生健康人才建设实施方案》等，为人才培养提供支撑。实施校园招聘、订单定向培养等制度。近年来，全县共招录引进、定向培养等 118 人；健全《旌德县卫生健康人才培养基金管理办法》，先后对学历提升、职称晋升等人才奖励 80 余万元。建立健全“两病”信息化管理、村级公共卫生委员会奖励、“两病”绩效奖励等机制。

二、取得成效

自 2023 年 7 月份实施项目以来，旌德县慢性病管理的重点考核指标取得了“三降低、三提升、三超越”的显著成效。

（一）三降低

高血压、2 型糖尿病并发症住院人次分别下降 6.9%、5.8%，住院总费用分别下降 4.8%、14.3%，红标人数分别下降 57%、12.3%，黄标人数分别下降 22.7%、29.6%。

（二）三提升

“两病”防治知识知晓率提升 13.2%，高血压、2 型糖尿病基层就诊率分别提升 8.2%、9.4%，“两病”患者满意度提升 8.7%。

（三）三超越

全县规范化管理的高血压患者占辖区管理患者的比例为 73.83%，高于安徽省平均水平 3.83 个百分点；全人群家庭医生签约服务覆盖率为 71.74%，高于安徽省平均水平 21.74 个百分点；有偿签约服务率为 22.44%，高于安徽省平均水平 7.44 个百分点。

扎牢基层卫生健康网底
构建“五融合”全生命周期服务体系

广东省佛山市顺德区

近年来，广东省佛山市顺德区作为省级基层卫生健康综合试验区建设单位，认真贯彻落实健康优先发展战略，以强基层为重点，将健康融入所有政策，推进优质医疗资源扩容和均衡布局，创新构建医防融合、医育融合、医校融合、医企融合、医养融合的全生命周期健康服务体系，着力提升基层医疗卫生服务能力，打造可复制、可持续发展的顺德模式，让更多群众享受改革成果。

一、“医防融合”构建全方位防治管一体化健康服务体系

（一）强化机制融合

由各镇（街）二级以上公立医院牵头整合区域内医疗和公共卫生资源，组建服务共同、责任共担、利益共享的紧密型县域医共体，确保医共体内的医疗机构和公共卫生机构在疾病预防、诊断、治疗及康复等方面形成合力，提升整体服务效能。

（二）创新服务融合

深化重大慢性病“早筛、早诊、早治”，建立未成年人五大疾病（脊柱侧弯、心理异常、生长发育异常、牙病、眼病，以下简称“五病”）和成年人四大慢性病（心脑血管疾病、代谢性疾病、慢性呼吸系统疾病和癌症）专病防治管中心，构建全区“九病”一体化的防治管体系。实施“五高共管”（高血压、高血糖、高血脂、高尿酸、高体重）新模式。成立糖尿病医防协同联盟，建立 19 家糖尿病标准化诊室和 10 家慢性病中西医一体化诊室，覆盖全区 10 个镇（街道）。全区重大慢性病过早死亡率已逐年下

降至 11% 以下。

(三) 推进资源融合

整合医共体专家资源,实施牵头医院中高级职称医师加入家庭医生队伍,支持心理咨询师、营养师、康复治疗师、社(义)工、综治网格员等加入团队。

(四) 拓展创新融合

探索“两师两中心”全民健康管理模式。推进膳食融合、医体融合、身心同康、残疾人健康服务提升等工程建设,建成妇幼保健协会和专科联盟、四个精神心理卫生分中心、残疾人托养中心、残疾儿童康复中心。

(五) 促进人才融合

建立平战结合工作机制,开展临床—公共卫生双向培训,组建健康科普人才队伍,试点推进医疗机构疾控监督员制度,全面提升公共卫生事件应急处置能力。建立个人、家庭、村居、企业健康素养积分制度,居民健康素养水平持续提升,2024 年为 37.38%,提前实现国家提出的“2030 年居民健康素养水平不低于 30%”的目标。

(六) 提升数智融合

由顺德国资公司、区内 16 家公立医院共同出资成立,联手建设顺德区医疗健康信息系统一体化项目,有效构建卫生健康新型数字基础支撑体系。

二、“医育融合”构建 0~6 岁婴幼儿健康服务新模式

(一) 合力监管促规范

创新“行政监管 + 专业指导 + 行业自律”立体监管模式,落实备案管理、协会约束,持续提升托育服务行业综合管理质量,已备案的托育机构 165 家,其中获省级示范性托育机构称号 3 家、市级 7 家。

(二) 多元体系促发展

积极实施托幼一体化项目,鼓励幼儿园利用现有资源开设托班,全区开设托班的幼儿园达 276 家,可供托位数 9 140 个。目前全区每千人口托位数达 5.93 个,托育服务进村(社区)的覆盖率达到 84.47%。

(三) 融合管理促健康

构建“医 + 托 + 家”服务模式,医疗卫生机构与托幼机构“结对

子”,提供健康签约服务包,配置专兼职卫生健康指导员,开辟“幼师 / 保育师、医师 / 护师”双师结合照护新路径。发挥医共体医疗资源优势,同步培训托幼机构从业人员和家长,共同提升托幼机构和家庭的育儿能力。2024 年,开展托幼机构卫生保健线上线下培训 5 期,培训 1.6 万人次;通过进托幼机构开展科学育儿健康讲座 35 期,受益近 2 500 人次;托幼机构在册儿童的健康管理率达 99.96%。

三、“医校融合”开辟 7~17 岁儿童青少年健康服务新阵地

(一)创新融合多方资源

协同联动卫生与教育资源,健全健康副校长工作机制,试点共建村卫生室,并归入属地医共体管理,创新纳入医保定点机构。

(二)赋能强化四大功能

通过医务托管、派驻服务、共建共享三种服务模式,赋予村卫生室健康教育、基本医疗、基本公共卫生、青少年“五病”筛查干预四大功能,实现中小学生常见病诊疗、医保结算、传染病证明开具、“五病”防治管不出校,实现基本公共卫生居民健康档案和学生健康体检档案“两档合一”。建立区未成年人“五病”防治管中心,完善防治管全闭环服务体系。2024 年,第一批 33 所试点学校累计派驻医务人员 16 543 人次,开展诊疗服务 169 987 人次,开具师生处方单 30 261 张。学生常见病防控知识知晓率从 40% 提升至 95%。

(三)标准化建设校卫生室

引入社会慈善资金,完成全区 100 所中小学校卫生室标准化建设,受益学生 23.6 万名。

四、“医企融合”赋能 18~59 岁人群健康服务新内涵

(一)构建服务体系

构建政府统筹、部门协作、商会协调、企业参与、医共体实施的“医企融合”服务新体系。通过医务托管、派驻服务、共建共享、云诊室等模式建

设新阵地。通过与企业签订医企融合协议提供十大类服务。截至 2024 年年底,已与 208 家企业签订医企融合协议,惠及企业员工约 12.8 万人。

（二）拓展服务渠道

充分发挥互联网医院与智慧医疗优势,为企业提供便捷服务。容桂医共体通过“智慧医疗”延伸服务,将“云诊室”开到 12 家企事业单位。探索建成全区首个“医共体 + 企业 + 社区”医企深度融合的社区卫生服务站,站点配套设置了“暖心社保医企服务专区”。

（三）创新服务特色

充分发挥商协会的行业引导作用,积极探索健康副会长与健康副厂长模式,推动健康需求与健康服务的高效对接。各镇街医共体进企业开展健康知识讲座、义诊,建立健康档案,提供家庭医生团队签约等健康服务。优先对协议企业开展红十字应急救护培训 1 908 人次,提升员工自救互救技能及意识。

五、“医养融合”树立 60 岁以上老年人健康服务新标杆

（一）高位统筹破除壁垒

卫生健康联合编办、民政等部门,破除了执业许可、用地审批、消防验收等医养结合机构登记备案工作中的制度壁垒。在全省率先实现所有社区卫生服务中心业务范围增加“老年人养护服务”职能。推动家庭病床服务地点延伸至医养结合机构、收治病种从 11 种增加至 14 种。2024 年,某一安养中心成为“广东院舍照顾服务计划”认可服务机构。

（二）主体多元模式多样

创造性提出“家门口”医养结合模式,有效整合基层医疗和养老服务资源,引导社会力量参与医养事业,形成公办公营、民办民营、公办医营、民办医营等经营方式并存,“两院一体”“医办养”“养办医”“嵌入式”等多种模式共举,高端和普惠型医养结合机构错位发展,公平可及的医养服务体系。截至 2024 年年底,累计建成 26 家医养结合机构、5 360 张床位,公办医养结合机构 10 个镇(街)全覆盖,老年人家庭病床建床 703 张,老年人健康管理率为 65.41%,医养结合服务指导率为 44.21%。

探索医防融合新模式
推动全民健康新格局

新疆维吾尔自治区伊犁哈萨克自治州新源县

近年来，新疆维吾尔自治区伊犁哈萨克自治州新源县坚决贯彻“以基层为重点”的新时代党的卫生与健康工作方针，坚持以人民健康为中心，以慢性病患者需求为导向，以医共体成员单位为服务载体，推广三明医改经验，因地制宜探索慢性病医防融合“大健康”服务新模式，积极探索契合西部地区实际的慢性病医防融合管理的“新源经验”。

一、主要做法

（一）机制共建，健康服务前移

牢固树立“一盘棋”理念，健全“一把手”亲自抓、分管领导具体抓的工作推进机制，统筹各级各类资源，建立整合型的医防融合管理机制。

1. 建设“一个中心” 在县疾病预防控制中心成立“医防融合中心”，负责统筹全县医防融合工作，破解“医”“防”分离的难题。在11个乡镇卫生院设立“医防融合站”，在74个村（社区）设立“医防融合点”，实现基本医疗和公共卫生“齐抓共促”。

2. 推进“两个整合” 建立县域慢性病管理、治未病（融合全民健康体检）“两大中心”，成为2024年国家第三批县域慢性病管理中心项目建设单位，形成责任明确的慢性病协同管理机制，构建县域高危人群和主要慢性病患者的筛查、管理与疾病教育流程。11个乡镇卫生院建成“慢性病一体化门诊”，增设联合病床，将“中医药适宜技术、饮食、运动、心理、疫苗”融入健康指导，将“治未病”理念贯穿健康教育的全过程，加快预防医学和临床医疗“两个整合”的互联互通、优势互补，形成县乡村三级慢性病一体化联动。

3. 健全“三项机制” 一是建立监督员机制。深化医防协同发展，对医共体牵头医院和成员单位派驻疾控监督员 14 名，初步实现公共卫生机构与医疗机构人员通、信息通、资源通，医防融合持续深化。**二是健全考核评价机制。**优化“公共卫生、基本医疗、家医签约”各项指标，制定全县统一的“新源县医防融合评价服务体系”，组建县域医共体总院和专业技术指导机构参与的 22 人专家库。每季度对基层医疗卫生机构进行考核评价，评价结果与机构的基本公共卫生、基本药物、家庭医生签约等服务经费挂钩，对考核不合格的扣减相应服务经费并督促限期整改完成。**三是健全人才培养机制。**探索复合型人才培养路径，推动公共卫生专业技术人员与医疗机构临床医生交叉培训。近三年选派 8 批 88 名管理人才、4 批 36 名医疗骨干、2 批 11 名公共卫生骨干赴江苏交流学习。聚焦以基层为重点的“四个下沉”，调整任用乡镇卫生院领导岗位 15 人，下派管理人员 33 人，短期专家 63 人次，加快人才流动互补，带领基层分院开展新技术新项目 80 个，成立基层名医工作室 32 个。

（二）网格共管，实现协同共治

以网格共管为核心，大胆试、大胆闯、自主改，推进医防融合路径化改革。

1.“乡村公共卫生委员会”均等化 乡村公共卫生委员会主任由村（社区）党组织书记兼任，开展传染病防治宣传、突发事件应急救援培训演练、卫生管理和宣传组织协调，协助提供基本公共卫生服务、环境卫生等培训 899 场次、11 万人次。乡镇卫生院“中医馆”全覆盖，村级中医阁建设率达 26.7%。在全县推广哈萨克医药特色合孜德尔玛贴敷疗法，形成本地特色疗法地标。

2.“网络”管理精细化 借鉴村（社区）“网格化”管理经验，纵向培养 218 名家庭健康指导员，选拔 125 名“网格长”进行卫生健康管理技能培训。横向选派 64 名卫生健康副校长，实施中小学生健康监测和健康教育，健康徒步、广场百日文化周义诊、工间健身等活动贯穿全年。

3.“1+X”医防融合多元化 紧盯地域广，牧区牧民多，牧民看病难、看病远的难题，将县域划分为东中西 3 个医疗救治片区，每个片区辐射 3~4 个乡镇，优化 136 个家庭医生签约服务团队，创设“1+3+N”家庭医生团队服务模式，即由 1 名县级医师牵头，联合 3 名乡镇医生或乡村医生团队成员，协同 N 个村（居）委会公共卫生委员会人员，编入网格、深入村户，将专家诊疗、健康干预、慢性病管理等优质医疗服务直接送达家门口，构建起县总院、疾控、妇幼、乡镇、村医及网格员等多方协作的医防融合服务体系。扎实做好家庭医生签约“六个拓展”，破题解决重点人群、一般人群的管理，为儿童、老年人、孕妇量身定制个性化有偿签约服务包。

（三）健康共促，落实防重于治

积极探索医防融合的“大健康”服务模式，实现慢性病全周期闭环式管理，全方位守护广大群众的身心健康。

1. 开展健康筛查 以健康管理团队为主，融合公共卫生、村队、社区等人员，依托国家和自治区各类健康筛查项目，实行“网格化”筛查居民健康状况，加大对疾病的早发现、早诊断、早治疗和规范管理。2024 年，开展上消化道癌早诊早治筛查 1 000 例，检出病例 14 例，其中早癌 7 例；棘球蚴病筛查 3.78 万例，确诊 20 例；布鲁氏菌病筛查 1 797 例，确诊 50 例；两癌筛查 9 500 例，确诊宫颈癌 3 例。

2. 实行健康干预 实施常见病、多发病和重大疾病等高危人群患病风险评估和危险因素干预指导。县疾病预防控制中心对全县 9 家企业实施粉尘和噪声等职业病危害监测，集中开展企业职工职业病危害宣传 5 场次，受益 1 200 人次。各基层医疗卫生机构对辖区 35 岁以上高危人群开展慢性阻塞性肺疾病调查 3 000 例。

3. 强化健康管控 连续 9 年开展全民健康体检，根据体检结果完善县域疾病谱，加大对传染性和地方性慢性病的规范管理。创新开展全专结合、医防融合、医养结合、安宁疗护等健康服务新业态，村级医疗服务中心、健康小屋、中医阁建设不断推进，为慢性病医防工作注入新的内涵。

4. 加强健康宣教 组建县乡两级健康教育宣讲团队 218 名，以基本医疗、妇幼保健、中医养生、心理健康、慢性病和传染病、地方病防治等为重点内容，针对不同人群特点和健康需求制定清单，推行“菜单式”宣教，每周定期开展国旗下健康知识宣讲，切实提升居民健康素养水平。

二、主要成效

(一) 转变了健康管理理念

基层医疗卫生服务全面提档升级，服务理念由“以患者为中心”逐步向“以健康为中心”转变。“健康守门人”的服务意识不断提高，由单纯的“治病”向“治病与防治并重”转变。2024 年居民健康素养水平达 29.64%，较上年度提高 6.64 个百分点，实现公共卫生与医疗服务相融相促。

(二) 提高了基层服务能力

县域医共体为慢性病患者提供从疾病预防、诊治到康复的全链条，从身体、心理到人文关怀全方位的系统诊疗和闭环式管理，逐步建立起医防融合、分级诊疗、医养结合的健康管理新模式，实现“防、筛、诊、管、治、养”一站式的全流程服务，群众满意度大幅提升。2024 年，在管慢性病患者 4.27 万人，“两慢病”规范化管理率达 91.67%，控制率达 80.92%；基层门急诊人次达 64.45 万，同比增长 25.32 个百分点；住院人次达 8 345，同比降低 0.14 个百分点；11 家乡镇卫生院全部达到“优质服务基层行”活动服务能力推荐标准，92% 的村卫生室达到服务能力建设基本标准、89% 达到推荐标准。

(三) 提升了全民健康水平

探索实践出适合新源县发展的慢性病医防融合闭环式管理模式，将签约服务延伸至学校、机关单位、养老机构等。2024 年，结核病发病率较上年下降 9.72 个百分点；地方病布鲁氏菌病发病率较上年下降 16.3% 个百分点，患者治疗率和规范管理率均达到 100%。慢性病患者住院率下降 1.78%，四类慢性病过早死亡率降低至 20.03%。

建机制 塑流程 重实效 全面推进慢性病医防融合落地生根

山东省泰安市岱岳区满庄镇卫生院

医防融合是构建优质高效医疗卫生健康服务体系的关键路径，也是持续推进“健康中国”战略的核心举措。基层医疗卫生机构凭借其功能、地理位置、组织结构等独特优势，在医防融合中扮演着至关重要的角色，直接决定了医防融合的推进速度和深度。近年来，满庄镇卫生院秉持“病前主动预防、病后科学管理，持续跟踪服务”的一体化健康管理理念，以“三高共管、六病同防”为突破口，通过建立健全机制、优化服务流程、提升服务能力，全面推进慢性病医防融合工作在基层扎实落地。

一、强化组织领导，夯实长效深入推动基础

（一）抓好“一把手”工程

成立慢性病医防管融合专项工作领导小组，明确人员分工，由院长亲自抓、分工领导靠上抓、各科室具体抓。制定《“三高共管、六病同防”医防融合慢性病管理工作方案》，分解任务目标、方法步骤，具体化措施，解决不知道怎么干的问题。公共卫生部为慢性病医防融合执行科室，直接由院长管理，保障执行力度和质量。

（二）创新设置临床公共卫生专员

挑选临床科室业务骨干为公共卫生专员，作为科室医防融合具体执行监督人，实现临床医师主动干公共卫生服务的转变，解决临床参与不进来的问题。

（三）加强村级网格化管理

将辖区村卫生室进行网格划分，由临床医生、公共卫生人员和乡村

医生组建家庭医生团队分片管理，利用信息互通平台，建立持续完整的健康信息档案，保障慢性病患者管理的覆盖面。

二、优化服务机制，构建一体化服务流程

（一）定准人群，主动“筛”

1. 提高“筛查”能力　建成慢性病筛防管康一体化服务中心，配备全自动血生化分析仪等“三高”筛查设备，配备感觉阈值测量仪、四肢多普勒血流测量仪、免散瞳眼底相机、肺功能检查仪等并发症筛查治疗设备。

2. 拓展“筛查”渠道　采取 4 种方式主动筛查出慢性病患者。一是健康体检筛查。在 65 岁及以上老年人健康体检等人群中筛查出“三高”患者。二是流动诊室筛查。2024 年，为进一步满足群众就近就便健康服务需求，通过“走村入户赶大集”的方式开展“流动诊室”，临床骨干下沉到群众身边，开展全民免费测血压、测血糖。三是来院就诊人员筛查。包含门诊患者、住院患者以及双向转诊患者。对于慢性病住院患者，比对慢性病并发症筛查情况。四是免费集中预约筛查。以中青年的“三高”患者为目标人群，主动免费对眼底病变、神经病变等疾病进行筛查。

（二）提高认识，着重“防”

“防”是医防融合的难点，关键在于患者“健康管理第一责任人”意识的建立和自控能力的提升，以达到配合管理、有效控制的目标。基于此，满庄镇卫生院高度重视健康教育效果和方式，用群众能看明白、听得懂、入得心的方式深入开展，逐步实现群众健康意识转化。

1. 营造全院慢性病健康教育宣传文化　在诊室、楼道、病房等墙面随处可见慢性病管理知识和健康生活养成宣传版面，院内三块电子定期屏幕滚动播出相关健康宣教知识，营造全社会、全医院关注慢性病管理，提升生活质量氛围。

2. 打造敞开式健康教育基地　在人流量大的门诊二楼，打造外部敞开式健康教育基地，图文直观展示慢性病及并发症危害。

3. 集约式小班化健康教育 通过进病房、集中小班等方式，开展人数较少、病种相对集中的健康教育课程。截至 2024 年年底，已累计开展小班化教学 100 余次。

(三) 打通堵点，双向“管”

1. 确保“有人管” 一是村卫生室、家庭医生团队按照网格化分片管理，做好双向转诊、签约履约慢性病管理等服务。二是临床科室不拘泥于网格限制，以内科、中医科为慢性病管理主体，其他临床科室点对点衔接。三是实行慢性病患者首诊负责制，谁接诊谁负责管理，保证慢性病患者“不漏管”。

2. 激发“愿意管” 一是将“管”的任务压实在临床医师上，用绩效引导临床医师主动参与到“管”中来。二是信息化建设增效，打通信息壁垒，建立慢性病人群全周期健康档案，提供健康评估等个性化管理，为临床医师提供诊疗依据，减少工作量。三是提高职业价值感，随着慢性病管理人群的增多，严重并发症有效减少，临床医师职业价值感得到体现，形成良性循环，更加愿意参与进来。

3. 促进“配合管” 一是开展精准化慢性病患者回访，定位慢性病人员清单，制定专业化回访模板，保障回访质量，提高卫生院慢性病管理公信力。二是利用“家庭医生敲门问候大走访”、健康结果面访反馈等方式，提高管理频率和效率，提高互动效率，增强信任感。三是实施慢性病“积分制”管理，一站式慢性病导医服务，提高依从性，2024 年“三高”患者参与健康行为积分活动 6 000 余人次。

(四) 提升能力，全力“治 / 康”

“三高六病”治疗和康复的能力是激发医师“主动管”的内在核心，直接关系到“长期管”模式的形成。

1. 提高服务能力，实现有效分流 做强内科、外科等与慢性病密切相关的传统科室，设立肾内科、康复科、眼科等科室，建设胸痛单元，开展血液透析、肢体康复、静脉溶栓等新技术新项目。

2. 聘请首席专家，提供专业即时指导 聘请岱岳区“三高”基本公共卫生指导中心对满庄镇卫生院“三高共管、六病同防、医防管融合”的工作模式、业务开展、工作规范等进行全方位技术指导和质量控制。聘请山东第一医科大学第二附属医院、泰安市中心医院等业内专家担任"三高共管、六病同防"医防融合首席指导专家，通过坐诊查房带教、线上业务即时指导等方式，给予专业支持。同时，延伸服务触角，开展护理外延服务、慢性病管理延伸服务等优质服务，将慢性病康复、护理服务送到群众家里，逐步建立筛防管治康一体化闭环管理的服务模式。

（五）严格考核，闭环"全"

1. 公共卫生专员科室内部每日自查　制定公共卫生专员日常工作清单，每日对科室内部医防管融合工作开展情况进行自查。

2. 临床科室工作每周督导　公共卫生部每周对临床科室及临床公共卫生专员进行工作调度和持续跟踪督导，出具督导报告。每周例会上，院长进行医防融合工作调度。

3. 卫生院医防管融合每月考核　制定医防融合慢性病管理绩效考核方案，从服务数量、质量、患者满意度三个方面进行考核，作为科室综合目标考核主要指标，直接与绩效分配挂钩。实行考核激励，对于执行力度好的科室及个人在患者导诊、职称聘任、绩效分配等方面给予加分倾斜。

三、工作成效凸显，慢性病医防融合管理落地见效

（一）健康促进效果初步显现

通过构建筛、防、管、治、康一体化闭环管理的服务模式，全面提高了全社会对慢性病预防、管理、治疗的认识，初步形成临床医师主动参与、患者主动配合的慢性病管理模式，逐步实现了被动融合到主动融合的转化，提高了慢性病管理质效，有效避免或延缓了并发症的出现。

（二）提高慢性病患者满意度

将健康管理的关口前移，将疾病发现在早期阶段，有效节约了后期更多的医疗资源，减轻了群众就医负担，提升了整体健康水平，保障了生活质量，逐步增强了群众慢性病治疗与管理的依从性，提高群众对优质医疗的获得感。

（三）推动了基层卫生健康高质量发展

慢性病管理能力的提升倒逼基层医疗卫生机构综合服务能力的提升，极大地增强了临床医师的执业获得感、价值感，激发了内在发展活力，注入发展核心动力。同时，慢性病管理取得的实效进一步获得了群众的认可，实现诊疗人次和业务收入的增长，2024 年慢性病临床转化收入 1 000 余万元。

第七部分

基本公共卫生服务

深化公共卫生委员会建设
打造基层健康治理新格局

江苏省扬州市

为贯彻落实《中共中央 国务院关于加强基层治理体系和治理能力现代化建设的意见》精神，江苏省扬州市坚持加强公共卫生委员会机制、队伍和能力建设，持续提高村（社区）公共卫生工作的规范化、体系化、社会化水平，在实现公共卫生委员会建设全覆盖基础上，初步建立起常态化管理和应急管理动态衔接的基层公共卫生管理机制，为推进健康扬州建设奠定基础。

一、基本情况

2021 年，按照国家、省关于依法设置公共卫生委员会的通知要求，扬州市管辖的一县、两市、六个区（含三个功能区），380 个社区居民委员会、1 021 个行政村全部完成公共卫生委员会建设。2023 年以来，扬州市围绕深化村（居）公共卫生委员会运行，以任务清单为指引构建“健康治理型”村（居）公共卫生委员会，为村（居）公共卫生委员会规范运行指明方向，推动“健康治理型”村（居）公共卫生委员会建设走深走实。

二、主要做法

（一）“清单式”任务为健康服务提供指引

出台《扬州市村（居）民委员会公共卫生委员会工作指南》，聚焦筑牢基层公共卫生服务网底，提升城乡居民健康素养水平，提出了具体、可行的 20 项任务，涵盖卫生应急、健康教育、疫苗接种、家庭医生签约、爱国卫生、精神障碍患者管理、人口均衡发展和宣传普法等多个方面，重点关注“一老一小”等重点人群。市委组织部为全市所有的村（社区）党群服务中心统一配置了专用设备，包括一体式身高体重测量仪、医用臂筒式全自动血压测量仪、血糖仪等。高邮市将“公共卫生委员会常态化、实质化运转”纳入乡村振兴重点工作任务。

（二）“点单式”培训为能力提升提供平台

2023 年开始，在高邮市试点对村（社区）干部、网格员、基层医务人员等开展多轮多类型培训。

1. 提供“点单式”培训　为村（居）公共卫生委员会人员队伍提供针对性培训，如村（居）公共卫生委员会的政策培训、严重精神障碍患者服务管理培训等。

2. 纳入基层实训基地培训内容　按照每个县区至少建设 1 个的要求，在全市开展基层卫生人员实训基地建设。目前 6 个县区共建成 8 个，常态化开展基层适宜卫生技术和基层健康治理培训。

3. 组建慢性病防控专员队伍　通过线下和线上培训相结合的方式，培训慢性病防控专员 100 余人，以协助基层医务人员开展健康教育、高危人群筛查等。

（三）“指标式”服务为群众健康推出实招

重点拓展乡村慢性病“早筛早诊早治”阵地，引导群众主动参与健康管理，形成慢性病联防联控机制。

1. 慢性病筛查广泛动员　公共卫生委员会协助组织重大慢性病筛查，2024 年全市共完成重大慢性病筛查管理 287 268 人次，其中脑卒中高危人群筛查管理 8 111 人次，肿瘤综合筛查完成 8 801 人次，癌症患者康复指导和随访 3 758 人次，慢性阻塞性肺疾病高危人群筛查和干预 8 621 人次，血脂异常患者危险分层管理 21 507 人，宫颈癌筛查 117 863 人次，乳腺癌筛查 118 607 人次。公共卫生委员会发挥组织动员优势，助力老年人免费健康体检 67.1 万余人，连续 3 年，每年新增 3 万~4 万人。

2. 疾病防控加大力度　扬州市发挥“网格”“微网格”“公共卫生委员会”作用，融合家庭医生签约网格与包保团队网格，推进传染病、慢

以医防融合为翼
开启慢性阻塞性肺疾病防控新局面

青海省海西蒙古族藏族自治州格尔木市

随着人口老龄化和环境因素的持续影响，慢性阻塞性肺疾病的患病率逐年攀升，已成为全球瞩目的公共卫生难题。医防融合理念强调以健康为核心，通过整合医疗资源与公共卫生资源，实现疾病预防、诊断、治疗、康复及健康管理的无缝对接，在慢性阻塞性肺疾病防控领域发挥着日益显著的作用。青海省海西蒙古族藏族自治州格尔木市依托紧密型城市医疗集团，创新性地构建医防融合服务模式，有力推动慢性阻塞性肺疾病防控工作的积极进展。

一、主要做法

（一）建立协作机制

制定《格尔木市紧密型城市医疗集团医防融合工作实施方案（试行）》《格尔木市紧密型城市医疗集团医防融合医疗机构公共卫生职责清单（2024版）》等文件，明确医疗集团成员单位在慢性阻塞性肺疾病防控中的职责分工，促进医疗机构与市疾病预防控制中心建立紧密的协作网络，加强信息共享与沟通，共同制定防控计划和策略。医疗集团通过整合医疗资源，建立集团总院、分院、合作医院慢性阻塞性肺疾病防控网络，形成上下联动、分工协作的工作机制。各分院负责慢性阻塞性肺疾病的筛查、随访和健康教育，总院则负责疑难病例的诊治和重症患者的救治。网络化的防控模式有助于实现慢性阻塞性肺疾病患者的早发现、早诊断、早治疗。

（二）加强培训与能力提升

医疗集团总院多次组织开展线上线下相结合的慢性阻塞性肺疾病患者规范健康管理、慢性阻塞性肺疾病防治知识等方面的专项培训，内容涵盖慢性阻塞性肺疾病的病因、临床表现、诊断、治疗及预防等多个方面，强化医务人员对慢性阻塞性肺疾病的认识与诊疗水平，全面提升对慢性阻塞性肺疾病患者的健康管理和治疗服务能力。2024 年，医疗集团总院培训 3 次，培训 400 余人次；各分院内部组织开展《慢性阻塞性肺疾病患者健康服务规范（试行）》内容的培训学习，累计培训 260 余人次。

（三）加强筛查与监测

医疗集团总院、各分院依托家庭医生签约服务、健康体检、门诊就诊等渠道，在社区居民中开展慢性阻塞性肺疾病筛查，及时发现高危人群和潜在患者。对筛查出的慢性阻塞性肺疾病患者进行早期干预，包括戒烟、药物治疗、呼吸康复等，以延缓疾病进展，提高生活质量。同时，由医疗集团总院牵头，与各分院之间架起桥梁，实现信息共享，建立慢性阻塞性肺疾病监测系统，掌握疾病流行趋势和患者健康状况，为防控决策提供依据。

（四）积极开展健康教育

通过举办健康讲座、发放宣传资料、主题日宣传义诊活动等多种形式，向公众普及慢性阻塞性肺疾病的防治知识，提高公众对慢性阻塞性肺疾病的认知度和自我防护能力。同时，针对慢性阻塞性肺疾病患者开展个性化的健康教育和行为干预，帮助患者树立正确的健康观念，改变不良生活方式，提高治疗依从性。

（五）加强规范治疗与管理

医疗集团总院为确诊患者制定个性化治疗方案，指导用药。各分院、村卫生室、社区卫生服务站等负责建立慢性阻塞性肺疾病患者健康档案，全程追踪管理，实施患者的随访和康复管理，督促患者遵医嘱治疗，定期评估病情，及时调整治疗方案。截至 2024 年年底，全市慢性阻塞性肺疾病患者 929 人已纳入健康管理。

（六）推动慢性阻塞性肺疾病科研与技术创新

医疗集团总院积极研究《海西西部地区慢性阻塞性肺疾病高危人

群风险预警模型及防治一体化研究》项目，开展慢性阻塞性肺疾病相关的基础研究和临床研究，主要目的是对海西西部地区慢性阻塞性肺疾病患者建立健康教育、体检筛查、早期诊断、早期预防和治疗、规范随访跟踪的体系，形成闭环管理机制。对慢性阻塞性肺疾病的识别进行知识普及，提升百姓对疾病的知晓率，从而开展预防。

二、取得的成效

（一）实现早诊早治

通过基层医疗卫生机构筛查和上级医院诊断评估相结合，使慢性阻塞性肺疾病患者在疾病早期被发现，及时进行干预和治疗，延缓疾病进展。

（二）提高防治效率

医疗机构与疾控机构协同合作，整合医疗和预防资源，为患者提供连续、全面的服务，避免资源浪费，提高整体防治效率。

（三）提升患者自我管理能力

借助医防融合模式，医务人员对患者进行个性化的健康指导，提高患者对疾病的认知和自我管理能力，减少急性发作次数，提高生活质量。

双重保障强管理 绩效评价增动能
全面提升县域基本公共卫生服务水平

山西省运城市万荣县

山西省运城市万荣县坚持公共卫生“防大病、治未病”的功能定位，以预防前移、服务下沉、健康到家的工作理念，通过双重保障强管理，绩效评价增动能，让基层医疗与公共卫生服务有机结合，全面建立起群众普惠共享的健康防护网。

一、强化要素设计，建立了一套运转有序、系统连续的组织体系

（一）建立三级服务网络

坚持多部门协作、多措并举、齐抓共管的原则，在前期项目良性运转的基础上，2017 年县医疗集团成立以来，组建公共卫生管理中心，将 12 项基本公共卫生项目资金整体打包给医疗集团，专业公共卫生机构各自包联指导项目，形成了卫生健康局统筹领导、医疗集团组织实施、专业公共卫生机构培训督导、乡镇卫生院和村卫生室提供服务的县乡村三级基本公共卫生服务管理体系。

（二）打造村级绩效评价团队

坚持专职专人专岗管项目，连续 15 年在 16 个乡镇卫生院（分院）设立公共卫生副院长职务，主抓项目实施；先后启用 3 位思路清晰、业务能力强的临聘人员担任公共卫生副院长；各单位结合实际，每名专职公共卫生人员最多承接两个项目，保障吃透项目要求，抓好任务落实。村级绩效评价工作由乡镇卫生院组织开展，主要评价重点人群随访、健康教育、组织发动健康体检等工作任务，每月统计工作量，每季度开展服务真

实性核查和群众满意度调查，根据村级项目服务质量，测算发放项目经费。通过建立完善村级绩效评价团队，确保村级项目绩效评价工作高效有序。

（三）激活公共卫生服务新活力

通过合理设置公共卫生岗位，细化工作制度职责，制定了基层公共卫生人员绩效考核工资分配方案，明确基层公共卫生人员绩效工资与绩效评价排名紧密挂钩，采用分段分档的办法，全面推进“同工同酬”。例如公共卫生副院长的绩效工资，在上一年度整体项目绩效评价排名前5名的，定格为优秀，绩效工资定档为一档，每月1 000元；在上一年度绩效评价排名6~10名的，定格为合格，绩效工资定档为二档，每月800元；11~13名的，定格为基本合格，定三档，每月600元。项目专干绩效工资计算方法与公共卫生副院长类同。通过落实奖励措施，充分激发公共卫生服务人员的工作热情，全力服务群众健康。

二、强化绩效管理，制定了一套检验成果、促进落实的评价体系

（一）评价标准规范化

项目绩效评价是做好基本公共卫生服务的重要手段。每年根据省、市项目绩效评价标准和年度重点任务安排，结合基层实际制定“细化、量化、数化”项目绩效评价标准，评价对象覆盖所有项目实施单位，评价内容包含基本公共卫生服务12项和家庭医生签约服务等内容，目前共设置一级指标16个、二级指标98个、三级指标208个。以百分制考核为基础，积分制来排名。主要规则包括：①以各项目百分制考核计算排名，以排名位次 × 项目权重确定项目积分；②项目权重主要依据各项目所占经费比例和年度重点工作安排；③项目评价分数（百分制）相同时，辖区人口多的乡镇排前；④总积分 = ∑各项目折算积分，12大类基本公共卫生项目增加项目组织和财务管理两项管理指标，计14个项目积分之和。

（二）评价人员专业化

按照上级项目绩效评价工作有关要求，会同财政部门联合印发年度项目绩效评价工作方案文件，吸纳基层、财务、疾控、妇幼、中医、监督、纪检监察7个行业专业人员全程参与绩效评价工作，坚持一支队伍，一把尺子，一个标准，通过日常督导和年终评价相结合的方式，确保绩效评价工作公平公开公正。按照惯例，在每年项目绩效评价工作开始前，县卫生健康局都要组织召开年度项目绩效评价工作培训动员会，要求绩效评价组所有工作人员参加，主要议程包括解读项目绩效评价标准、宣读绩效评价通知安排、抽签确定评价顺序（一天2个机构）、明确绩效评价过程管理和纪律要求等，确保评价工作不走过场、评价结果真实反映工作成效。

（三）评价结果具象化

每年定期召开项目总结大会，全面复盘年度工作，对先进单位予以表彰奖励，对落后单位及个人进行诫勉谈话，并限期进行整改。发挥绩效评价“指挥棒”作用，充分应用绩效评价结果，实行“严惩重奖”，主要规则包括：①各项目按照测算标准测算出单项经费总额，提取5%左右的金额用于绩效评价奖惩（a）；②各项目按照所有机构得分情况（百分制）计算出单项总扣分（b）；③（a/b）× 机构单项扣分值 = 机构单项处罚金额（c）；④各机构各单项处罚金额（c）相加得到本机构处罚总金额（d）；⑤各机构处罚总金额相加得到年度总处罚金额（e）；⑥年度总处罚金额（e）全部用于奖励项目绩效评价综合排名、单项排名靠前的机构，奖惩总额平衡。通过开展精细化绩效评价，确保了奖惩总金额均衡；未达到满分的按照所失分值进行处罚，体现公平原则；避免了某个单位因整体工作落后，处罚金额太大，入不敷出；对整体排名靠前和单项排名靠前的单位根据项目资金占比进行奖励，奖罚分离。严惩重奖进一步激发基层项目实施单位工作热情，营造良好的内部竞争机制，促进全县项目整体水平不断提高，切实促进项目工作提质增效。

三、推动五“管”齐下，构建了一套富有特色、均衡可及的健康管护体系

（一）对居民健康档案实行“在线管”

注重利用信息化手段“用活”电子健康档案，开通“万荣健康卫士”微信公众号，一家只需要一人绑定身份证，便可以随时查看全家人的健康档案信息、体检结果、随访服务记录、既往门诊和住院信息等，真正实现了“我的健康，我了如指掌”。通过“万荣健康卫士”公众号，辖区居民还可以获取预防疾病的保健知识，接收体检随访预约通知，了解国家最新的医疗卫生政策等。

（二）对重点人群实行“统筹管”

以推进签约服务为抓手，整合基层医疗卫生机构服务资源，全面开展 12 项基本公共卫生服务项目。以健康体检为“龙头”，开展老年人认知评估、中医体质辨识、重点人群随访、健康咨询、义诊等活动。坚持重点人群重点服务，配合预防接种工作，同步开展妇保、儿保服务和儿童中医药服务等。

（三）对慢性病患者实行“随时管”

14 个乡镇卫生院成立了慢性病科，建立了以院长为组长，临床医生、护理人员及公共卫生包干人员为成员的慢性病管理团队。依托县域公共卫生信息系统开通村医手机 APP 功能模块，实现团队医生随时随地和老百姓面对面进行高血压和糖尿病的随访、家庭医生签约履约等服务，极大地提高了慢性病管理效率。

（四）对重症精神病患者实行“重点管”

建立了严重精神障碍患者“社区、家庭及医生”一体化管理模式和工作长效机制，充分发挥综治部门协调作用、卫健部门主干作用、公安部门保障作用、民政残联部门安抚救助作用，初步形成了“领导组织、部门协作、社区参与、医生负责”的严重精神障碍患者管控格局。

（五）对健康教育实行“日常管”

坚持把健康融入所有政策，创新开展“健康小屋”“健康小院”“健康小喇叭”“健康小讲堂”“健康小分队”的“五小”全民健康促进行动，打通服务群众健康“最后一公里”。全县群众健康素养水平从2020年的23.8%提高到2024年的29.2%。

坚持"六个强化"
推动基本公共卫生服务高质量发展

四川省广元市朝天区

近年来，四川省广元市朝天区始终坚持以人民健康为中心的发展理念，以机制创新为驱动、以服务提质为导向，系统谋划、多措并举，坚持强化"组织领导、队伍建设、能力提升、宣教引领、数智投入、量化考评"，全面构建起高效协同的公共卫生服务体系，让辖区居民切实享受到更便捷、更优质、更智慧的健康服务。

一、主要做法

（一）强化组织领导，让运行机制更"畅"

1. 体系建设不断健全 区委、区政府把基本公共卫生服务项目作为一项重要的民生工程，纳入"十四五"经济社会发展总体规划，组建了朝天区卫生健康工作领导小组，制定了《朝天区基本公共卫生服务工作联席会议制度》，印发了《2024年朝天区国家基本公共卫生服务民生项目工作的通知》等，构建了"党委统筹、政府主导、部门协作"齐抓共管的工作机制，建立了以卫健、财政、残联及妇联等部门为"横联"和区、乡、村三级医疗机构"纵合"的国家基本公共卫生服务体系。

2. 管理机制不断顺畅 区卫生健康局切实履行牵头职责，加强统筹协调和业务指导。成立了以局长任组长的工作推进领导小组，制定了《朝天区基本公共卫生服务项目管理办公室工作制度》，建立了"行政部门牵头抓、专业指导机构包项抓、项目实施单位具体抓"的工作运行机制，逐步构建起各司其职、运行顺畅的项目管理模式。

3. 制度建设不断完善 建立科学合理的绩效考核和日常监管机

制，将基本公共卫生服务工作纳入乡镇政府绩效考核体系。将绩效评价结果抄报当地政府相关部门及县区政府分管领导，靠实地方政府事权责任，落实属地化管理责任。全年印发工作简报 12 期，日常监管通报 4 期。

（二）强化队伍建设，让签约黏度更“牢”

1. 签约队伍“网格化” 推进家庭医生网格化管理，形成以“小网格”编织“大服务”推动“大健康”的家庭医生服务网格化创新模式。制定了《朝天区家庭医生签约服务团队管理办法（试行）》。各基层医疗卫生机构建立了“全科 + 专科”“基础 + 特色”家庭医生团队 97 支，落实健康服务网格员 126 名，服务辐射人群达 12.33 万。

2. 指导队伍“精准化” 积极推动优质医疗资源下沉，在区疾控中心、区人民医院、区中医院、区妇幼保健院及各乡镇卫生院抽调临床经验丰富、群众认可度高的主治医师以上职称医生 30 余人，成立家庭医生服务专业指导队伍，针对不同项目，通过乡镇分片包干，定期深入基层为群众开展慢性病诊疗及乡镇机构健康管理指导，让群众在家门口享受到专家的健康服务。全年开展联合指导 2 次，单项工作指导 4 次。

3. 评价队伍“专业化” 为全面掌握推进全区基本公共卫生服务，促进项目管理质量提升，区卫生健康局、区财政局抽调专业人员 10 余人，组建了区公共卫生服务项目绩效评价组，定期对基本公共卫生服务项目管理及家庭医生签约服务进行半年及年度考核，全面促使项目管理及健康服务工作落到实处。

（三）强化能力提升，让健康服务更“优”

1. 业务培训不断强化 结合基本公共卫生服务项目业务需求，针对薄弱项目，组织开展国家基本公共卫生服务项目管理培训，不断提升基层卫生人员服务能力及水平。利用“云鹊医”“云上妇幼”等平台，有针对性地加强基层医护人员慢性病规范化管理、健康教育、传染病及突发公共卫生事件日常管理的培训学习。全年共组织项目培训 4 场次，培训管理人员 400 余人次，自主参加网络学习 500 余人次。

2. 项目督导不断跟进 针对日常通报反馈项目执行存在的问题，区卫生健康局进一步加强基本公共卫生服务各项目日常督导，规范电子信息档案数据，进一步提升居民健康档案规范管理率。

3. 问题整改及时问效 对问题突出的乡镇卫生院（社区卫生服务中心）主要负责人进行约谈，并将存在的问题抄报当地政府，对相关业务负责同志进行问责处理。通过树立反面典型、发挥警示教育作用，进一步促使基本公共卫生服务项目工作全面落实。

（四）强化宣教引领，让健康自觉更“强”

1. 借助“小平台”吸引“大流量” 与朝天电视台签订了公益广告播放合同，每周定期循环播放国家基本公共卫生服务项目公益宣传片，并通过“健康朝天”微信公众号发布相关宣传文章100余篇。基层医疗卫生机构利用多种媒体形式进行了多角度、全方位的宣传，让更多居民了解国家基本公共卫生服务项目。

2. 借助“小号角”奏响“大合唱” 将全区120余个“村村响”喇叭打造成传播公共卫生健康的“健康小号角”，利用群众早晚闲暇时间，免费为他们播放相关医疗内容和多种保健知识，让更多老百姓在日常生活中能轻松了解到健康教育知识、慢性病防治知识、季节性传染病的预防知识、预防接种知识等内容，不断提高群众自我健康的“关注率”。

3. 借助“小讲堂”普及“大健康” 依托区级医疗机构、乡镇卫生院（社区卫生服务中心）组建12支健康宣讲小分队。以健康教育进机关、进社区、进学校、进企业、进家庭这“五进”为载体，结合基本公共卫生项目及家庭医生签约服务，为群众一对一开展防病及康复知识“健康小讲堂”，为乡村振兴监测户张贴“连心服务卡”，全年举办健康教育讲座130场次，举办健康教育咨询活动120场次，受益人群达8万余人次，居民参与自我健康管理自觉性不断提升。

（五）强化数智投入，让健康数据更“活”

1. 数据更新“实时化” 乡镇卫生院（社区卫生服务中心）共计投入60余万搭建了“朝天智能公卫助手”平台，对现有基层HIS数据进行整合，实现与四川健康档案云平台、妇幼保健等系统及相关医疗设施设备的无缝对接，确保体检数据的一致性和准确性。

2. 随访查询“掌上化” 运用移动终端技术，开发了“掌上卫健”APP，实现了家庭医生现场完成对慢性病患者随访服务及全程无纸化办公。

辖区居民通过关注“健康朝天”微信公众号，可随时查询年度健康评估报告及开展线上家庭医生咨询服务，不断满足群众多元化健康需求。

3. 数据质控“预警化” 区卫生健康局先后投入80余万元用于搭建公共卫生质控及绩效评价平台，通过平台实时监控基层健康服务数据，及时发现问题并进行预警，确保基层上传数据的真实性，实现公共卫生绩效评价线上化，从而减轻考核人员及基层医疗卫生机构负担，推动基本公共卫生服务整体水平持续提升。

（六）强化量化考评，让健康管理更“实”

1. 绩效评价更具“操作性” 区卫生健康局联合区财政局进一步优化了《朝天区基本公共卫生服务项目绩效评价管理办法》，完善评价方案，细化了基本公共卫生服务项目绩效评价结果指标和过程指标，全面促进了基本公共卫生服务项目从“过程”向“效果”转变。

2. 资金分配更具“科学性” 制定了《朝天区基本公共卫生服务项目资金量化分配方案》，结合年度工作完成质量，全面实行量化单价权重核算，在资金分配方面实施了向工作质量与数量指标倾斜的政策，拉大绩效奖金差距，提升基层医疗卫生机构工作积极性。

3. 结果运用更具“激励性” 强化绩效评价结果运用，严格惩戒激励管理，加大考核结果与经费拨付、人员奖惩等挂钩力度，充分发挥考核的激励约束作用。根据年度绩效评价结果，对排名后3位的乡镇分别扣减经费5万元、3万元、2万元，扣减的经费用于奖励绩效评价排名前3位的乡镇。同时，要求被扣减的单位通过其他方式及时足额补齐扣减资金，确保乡镇人均补助达标，辖区居民健康服务工作不断档。

二、主要成效

（一）群众健康意识有了新转变

通过立体普及卫生健康知识，强化干预措施，群众对健康的认知程度明显提高，健康行为自觉性明显增强，群众健康知识知晓率超90%，群众健康水平持续提升。

（二）公共卫生服务质量有了新提升

建立基本公共卫生服务量化绩效评价机制，对基层医疗卫生机构的服务质量、社会效益进行督导促进，以结果为导向的评价与资金支付充分融合，全面促进了基本公共卫生服务项目从“过程”向“效果”转变。

（三）健康服务决策有了新支撑

通过“朝天智能公卫助手”横向贯通、纵向对接，实现了对群众健康档案的电子化和智能化管理，让健康档案“活起来”，在确保数据精准的同时，真正实现了数据跟着群众走，不断提高医防融合工作实效。同时，平台利用大数据分析技术，对健康档案进行动态评估和预警，及时发现潜在的健康风险，为慢性病患者健康管理提供数据支撑。通过建立电子健康档案在线质控、基本公共卫生服务项目绩效评价等系统，实现年度项目绩效评价数字化、精准化，切实减轻基层考核负担，不断提升项目管理效率。

三优三实谋发展 惠民服务谱新篇
多措并举健全基层公共卫生治理体系

甘肃省酒泉市肃州区

为高质量实施国家基本公共卫生服务项目，甘肃省酒泉市肃州区从政策支持、绩效激励、质量管理三个维度统筹推进，持续健全基层公共卫生治理体系，推动区域内公共卫生服务链条得以延伸、服务内涵日渐丰富、服务质量逐年提升，着力破解了基层医疗卫生机构因基础薄弱导致服务能力与居民日益增长的健康需求不匹配的难题，切实打通了公共卫生惠民政策落实的“最后一公里”。

一、面临的难题

国家基本公共卫生服务项目实施以来，肃州区一直面临着基层医疗卫生机构人员力量薄弱、服务能力欠缺和群众接受度低的难题。全区建有 44 万余份健康档案，共有 14.5 万余人次的在管重点人群，而各级专兼职公共卫生工作人员仅有 300 余人，承担着繁重的体检随访、健康管理、信息录入、档案质控、健康教育等任务。肃州区立足以人民健康为中心的发展思想，找准堵点、靶向发力，围绕政策保障、绩效激励、质量管理中的关键环节，提出了以“三优三实”为核心思路的整体解决方案。

二、主要做法

（一）优化体系、落实保障，筑稳核心政策“压舱石”

1. 坚持以政府主导为纲 在乡镇、街道（社区、村组）成立 145 个基层公共卫生委员会，将公共卫生工作纳入各乡镇、街道（社区）领导班子年度重点任务考核指标体系，由公共卫生委员会协助基层医疗卫生单位开展健康服务，承担组织、协调、动员、宣传等非专业性工作，让基层医疗卫生机构专业技术人员全身心投入健康服务中，逐步推动形成基层公共卫生网格化管理服务格局。将每月 9 日定为肃州区重点老年人“关爱日”，由属地乡镇、街道（社区）公共卫生委员会预约统计行动不便的老年人，联合基层医务人员免费上门提供公共卫生等健康服务，有效增强了服务可及性和社会认可度。

2. 坚持以基础保障为重 以多角度的保障和支持性政策促使基层公共卫生服务人员待遇合理化。近年来，争取编制 32 个，统筹编制 46 个，围绕基本公共卫生服务等重点内容制定考试题目，组织开展乡镇岗位遴选和入编考试，选拔公共卫生业务骨干走上优质岗位、进入编制管理，畅通了人才流动和上升渠道。为临聘公共卫生工作人员缴纳住房公积金，按地理位置重新核定乡镇岗位津贴，远近乡镇之间拉开 610 元差距，增强了基层卫生人才队伍稳定性。

3. 坚持以资源下沉为要 在区级医院和专业公共卫生机构（区妇幼保健院）抽调全科和专科医师 55 人，编入家庭医生签约服务团队，形成分梯次的区、乡、村三级医疗卫生服务体系。在区级医院选派 17 名中级以上职称医务人员前往基层长期驻点帮扶。广泛开展“千名医护走基层”活动，对接市级重点专科医师下沉基层医疗卫生机构共同开展服务，以多种形式将优质资源引导到基层，持续壮大服务团队、丰富服务内涵、提升服务质效，为实现公共卫生工作的提质增效奠定了坚实的基础。

（二）优化机制、抓实重点，用好绩效评价“指挥棒”

1. 坚持以科学分配为导向 打破基本公共卫生服务补助资金单纯按服务人口分配的做法，充分考虑各服务片区人口结构差异，围绕重点人群管理数量、管理结构，依托因素法创新建立以质量评分与工作量占比为依据的绩效资金分配机制，有效避免了基层医疗卫生单位单纯依靠服务人口数量“坐吃”公共卫生服务补助的现象，真正实现了“多劳多得、优绩优酬”。新型区级绩效分配机制的建立，对良性竞争给予了大力支持，在基层医疗卫生单位间营造了比学赶超的浓厚氛围，充分发挥了补助资金的保障、激励、引导“三重作用”。

2. 坚持以奖优罚劣为带动　在基层医疗卫生机构全面推行新型绩效工资制度，由城市社区卫生服务中心、乡镇卫生院结合基本公共卫生服务质效，向工作人员发放绩效奖励。结合公开竞聘上岗机制，严格落实村卫生室绩效评价，鼓励乡镇卫生院、社区卫生服务中心对基本公共卫生服务工作执行不力的村卫生室负责人进行约谈或调整，树立“能者上、庸者下、劣者汰”的鲜明导向。

3. 坚持以过程管理为重点　坚持将区级绩效管理常态化，每年按季度开展 2 次绩效评价和 2 次业务督导，并召开分析会议，由评分排名靠后的基层医疗卫生机构主要领导作表态发言，接受区卫生健康党组现场约谈。在此基础上，持续延伸绩效管理链条，设置公共卫生服务不良积分制度，由肃州区卫生健康局和专业指导机构不定期对基层医疗卫生机构公共卫生服务项目实施情况进行常态化抽检与专项指导，将发现的问题计入不良积分，在年终绩效评价中统一兑现为绩效评价结果，并影响下一年度资金分配。以过程为重点的绩效管理措施，为公共卫生服务的全流程规范开展提供了有效保障。

（三）优化标准、做实服务，打好提质增效“组合拳”

1. 坚持以担当务实为信念　为满足群众日益增强的健康服务质量需求，肃州区卫生健康局专门召集区域内省级专家及专业指导机构研讨，制定印发《肃州区国家基本公共卫生服务项目质量管理指南（试行）》，在国家标准基础上，结合实际情况，针对基层医疗卫生机构服务中存在的薄弱环节进一步提出细化、明确的要求，为全区工作规范开展划定统一标准，有效避免了业务指导和绩效评价中因评价人员个人理解差异导致的评价偏差，实现“一把尺子量到底”，减少了反复整改、反复出错的空耗情况，提升了质量管理效率。

2. 坚持以精益求精为突破　建立重点人群档案区级质控团队，在基层医疗卫生机构全面建立五级质控机制，定期以等比抽样形式集中开展重点人群健康档案质控工作和电话回访，将评价权交到群众手中，以群众满意程度评判工作成效，树立了质量当先的明确导向。同时，创新培训模式，组织开展基层专干轮训，通过分片区小班化教学指导、赴业务指导机构跟班学习、集中统一培训、现场教学演示、业务指导机构集中现场答疑等形式，对基层新任公共卫生专干及乡村医生进行全覆盖式深度培训，确保一线工作人员吃透规范、掌握技能、胜任岗位。

3. 坚持以对标先进为助力 坚持向优秀者看齐，在全系统选派优秀管理人员和基层公共卫生工作骨干 30 余人，由区卫生健康局分管领导带队，赴省外 10 余个发达地区学习考察，持续引入先进的管理模式、服务理念。考察后在全区范围内推广、交流先进地区经验，鼓励基层医疗卫生机构结合实际需求增设骨密度检测等免费服务项目，开通健康快车上门服务，开展健康积分兑换活动，主动为基本公共卫生服务项目提质扩容，为服务质效向更高层次突破不断积聚势能。

三、取得的成效

（一）区域服务品牌有效树立

近年来，在“三优三实”系列措施的有力推动下，肃州区国家基本公共卫生服务项目实施质量稳步提升，在甘肃省 2021 年和 2023 年国家基本公共卫生服务项目绩效评价中均位列全省第一名，并在 2024 年初代表甘肃省接受国家级实地评价，评价期间受调查居民电话回访满意度和真实度均达到 100%。伴随着公共卫生服务质量的持续提升，群众对基层医疗卫生机构的认可度逐年提升，2023 年肃州区区域内诊疗率达到 90.1%，同比增长 19.3 个百分点，基层医疗卫生机构诊疗人次占比达到 60.4%，有效建立了“小病不出乡、大病不出区”的基层首诊格局，在公共卫生服务领域树立了区域服务品牌。

（二）健康服务结构持续优化

通过国家基本公共卫生服务项目的深入实施和“三优三实”举措的落实，更多的健康服务资源向基层一线倾斜，乡镇卫生院和社区卫生服务中心逐步发展为区域内健康服务的核心力量。在此基础上，以健康管理为依托的院外预防保健及慢性病控制工作得以广泛开展，从供给侧对传统的健康服务内容进行了结构性优化，变“患者求医看病”为“医生主动管理”，实现了卫生健康工作的靶向前移。持续推动了行业重心由“重病救治”向“疾病防治”和“慢性病管理”转变，通过免费的监测和干预措施，对疾病的发生和发展进行了全流程有效控制，有效降低了院内医疗成本和居民医疗开支，为促进全民健康水平的提升和医疗卫生资源的高效利用提供了关键助力。

（三）群众保健意识逐年提升

在广泛开展的国家基本公共卫生服务影响下，重点人群参与全流程健康管理的主动性大幅提升，定期接受免费体检、随访和健康指导逐步成为习惯。50 000 余名老年人、40 000 余例原发性高血压患者、10 000 余例 2 型糖尿病患者、20 000 余名 0~6 岁儿童、2 000 余名孕产妇、2 000 余例严重精神障碍患者等公共卫生重点人群积极参与全流程健康管理，定期接受免费体检、随访和健康指导，各类疫苗接种数达到 6.5 万剂次，重点人群健康服务的延续性和管理质效得以不断加强。同时，长期以来健康教育的效果正在逐年显现，在广泛开展的健康教育引导下，"三减三健"等健康生活理念深入人心，形成了重视预防、崇尚健康的浓厚社会氛围，居民健康素养持续提升。

第八部分

信息化赋能基层

数智化赋能基层三医协同改革 推进医联体管理体系升级

天津市东丽区

天津市东丽区常住人口83.9万，其中65岁及以上的老年人口占11.9%，高血压、糖尿病、冠心病、慢性阻塞性肺疾病四类慢性病患者12.84万人。面对区域内复杂的人口结构和日益增长的健康需求挑战，东丽区以体制创新、机制创新、技术创新为核心建设思路，依托城市“健共体”（健康服务共同体）建设，通过数智化赋能，探索了适合自身发展的基层卫生综合改革之路。

一、主要做法

（一）转变思路，构建家庭医生签约服务新模式

1. 创新体制机制 2024年5月29日，经区卫生健康委、区医保局深入研究，制定了《东丽区家庭医生签约按人头总额付费工作方案》，建立了由东丽区医院、中医医院、妇幼保健院、11家社区卫生服务中心以及1家社会办医疗机构共同组成的1+2+11+1的东丽区数字“健共体”。“健共体”作为一个整体向市医保局申请开展家庭医生签约按人头总额付费工作，医保支付原则为“结余留用、超支不补”，建设“管理统一、服务同质、责任共担、利益共享”的四位一体运营模式。

2. 创新服务形式 通过信息互联互通，增加移动签约和智能可穿戴设备，实现门急诊、体检、预防接种、入户服务、查体随访等工作与签约履约工作协同开展。为家庭医生提供在线医疗资源和专业培训支持，提升诊疗水平与能力，通过平台大数据，为签约居民提供全面健康管理服务。家庭医生可以定期通过平台向签约居民发送健康提醒、用药指导等

信息，增强居民的健康意识和管理能力。

3. 创新健康管理模式　按照区卫生健康委“3+1+N”团队服务模式，满足多元化的健康服务需求。“3”是指每个团队中至少有1名基层医疗卫生机构的家庭医生、1名护理人员、1名公共卫生医师或公共卫生人员；“1”是指团队中增加1名由上级医院安排的临床专家；“N”是指在原有公共卫生人员基础上吸收健康管理师等人员加入团队。目前全区已实现93个家庭医生团队“三师共管”基层网格化管理模式。

（二）夯实基础，打造四朵云数字化平台

1. 打造“云管理”平台　通过云管理服务平台，建立以患者健康为中心的全生命周期电子健康档案，将公共卫生和HIS系统（医院信息系统）数据互联互通，医生可实时了解到患者最新的健康数据，同时通过院长驾驶舱功能，呈现可视化数据大屏，按照层级管理，设置不同管理权限对所属片区关键指标进行调阅，依托数智化能力实现自动化绩效管理。截至2024年年底，全区11家基层医疗卫生机构参与了该项工作，共管理建档人群78万人，全区建档率高达91.01%。

2. 打造“云服务”平台　按照统一医疗质控标准，建立集中运营、统一管理、分工负责、分级服务的标准化慢性病管理中心，依托“互联网+医疗健康”在社区防病治病和健康管理中的应用，统一受理家庭医生签约居民的医疗健康服务需求，为居民提供优质的上门医疗护理和健康管理服务。截至2024年年底，已有近26.2万名签约居民纳入慢性病管理中心建档管理，累计完成随访12.25万人次。其中，云服务涵盖了22项居家医疗服务项目，已服务近3 500人次。

3. 打造“云药房”平台　引入“互联网+药品保障”服务模式，建设全区统一“云药房”平台，使全区基层医疗卫生机构和区内二三级医疗机构药品目录有效衔接，延伸基层慢性病管理和长处方工作制度，通过强化处方点评和监管、现代物流配送药品等方式，解决基层医疗卫生机构药品保障不足、使用不规范等问题，满足社区慢性病患者多样化用药需求。全区基层药品品种由400种增加至2 708种，累计服务人次超过49.42万，送药到家17.81万次。

4. 打造“云检查”平台　为打通医疗服务“最后一公里”，创新推出

“云巡诊车进社区”便民计划，将智能诊疗服务直接延伸至居民家门口。云巡诊车里配备了智能眼底相机、震动感觉阈值、血压、血糖、心电等检查检验设备，数据自动上传到慢性病管理平台，通过 AI 算法自动分层分级分标。截至 2025 年 3 月，已累计驶入 48 个小区开展慢性病筛查、健康监测及科普义诊服务，覆盖服务超 4 900 人次，让老年群体、行动不便患者免于奔波，更将优质医疗资源下沉至社区神经末梢，筑起“家门口的健康守护网”。

（三）深度拓展，创新医疗 AI 智能体

1. AI 医生智能体 按病种提升基层标准化服务能力。基于人工智能技术与专业医疗知识库为医生提供全科辅诊与健康服务决策支持，诊前患者可通过 AI 预问诊填写症状与病史，系统自动上传至医生慢性病管理中心工作站；诊中通过 AI 辅助决策系统，基于患者病史与检查数据，生成病情小结并推送标准化诊疗方案。

2. AI 药师智能体 通过 AI 全面赋能药品保供与药事服务，推荐最优用药方案，保障患者用药安全，同时进行医保控费干预。通过 AI 药事服务，结合患者历史用药、诊疗等多维度数据审核处方，保证处方审核全过程可追溯，进一步规范合理用药行为。AI 药事服务对患者进行随访和指导，及时发现用药不良反应，将结果回传记录在个人健康档案。

3. AI 健管智能体 通过“AI+ 健管师”提升基层健康管理能力。基于多维度健康数据构建智能评估体系，整合患者病史、检验指标、用药记录及实时监测数据，建立动态风险评估模型。参照权威指南与临床路径，将患者划分为红（高危）、黄（中危）、绿（低危）三级管理。基于个人生理指标生成个体健康管理方案。饮食方案依托 AI 营养师引擎，通过分析肠道菌群检测报告与饮食日志，动态推荐适配体质的三餐搭配及微量元素补充策略；运动模块根据体脂率变化趋势与关节活动度评估，智能调节训练强度并匹配运动损伤预警。利用大模型实现交互式 AI 随访和电话 AI 随访，提高随访效率，节省了人力和时间成本，提升随访质量和覆盖率。通过 AI 社群管理，实现自动提醒、自动回复、自动随访、健康宣教等功能，全面提升社群管理效率。

4. AI 智控智能体 通过数智化系统为监管侧赋能，实时监控健共体运营情况，形成医保基金管理、医疗质量监管，以及健康指数监测、评估与绩效管理等综合监测与管理能力。依据数智 AI 基座的知识库、大数据、审核引擎及 AI 技术，建设覆盖“事前、事中、事后”全流程的三医联风控系统（即应用 AI 技术对患者的诊疗信息进行分类、分析和挖掘，以识别不合理、不合规、欺诈骗保等行为，并在医生诊疗过程中给予实时提示和拦截，在事后挖掘异常与统计分析）。

二、改革成效

（一）智慧化医联体全面升级

1. 数智平台建设　2024 年 6 月以来，上线开通了 10 套子系统，包括家庭医生签约管理子系统、慢性病管理中心工作台、智能辅助诊疗子系统、健康管理子系统、患者慢性病管理子系统、三医联风控子系统等，服务了 175 名医生，有效保障了家庭医生签约按人头总额付费患者的服务质量。2024 年东丽区通过三医联风控系统在“健共体”云药房审核处方总数量为 22.75 万张，事中拦截金额占比为 12%，拒付率为 0.012%，远低于全市平均拒付率。

2. AI 技术支持　**“AI 健管”**智能体助力健康管理师的工作效率提升了 150%，健康管理师团队在 AI 健管智能体辅助下，共计为家庭医生签约人群完成 17.8 万人次健康随访，按需为重点慢性病患者提供监测与指导干预等主动管理服务；“AI 药师”促进用药合理性与经济性提升到 98% 以上；“AI 医生”助力基层诊疗方案质量提升了 22%，相关检查项目的基层年度筛查率提升了 28%；“AI 智控”助力医疗医保合规率提升了 9.6%。

（二）基层服务能力显著提升

1. 诊疗能力与服务效率提升　依托“四朵云”平台，基层医疗卫生机构实现了诊疗流程优化与资源整合。“云检查”平台增强了重大慢性病筛查能力，助力疾病早期发现；“云药房”补齐基层药品供应短板，累计服务 17.81 万人次并实现免费送药上门。标准化慢性病管理中心覆盖高血压、糖尿病、脑卒中、慢性阻塞性肺疾病等患者超 12.84 万例，通过数智化共管实现诊疗规范化和效率提升。

2. 基层服务范围不断扩大 依托“四朵云”平台，倡导和推进文明健康生活方式，提升全民体重管理意识和技能，控制超重肥胖，切实减少因肥胖导致的多种健康问题。有效随访“四病”人群，高血压、糖尿病、冠心病和慢性阻塞性肺疾病的随访率分别为 75.35%、76.09%、63.10% 和 34.64%，为患者提供健康管理服务。

3. 居民健康水平与就医体验改善 目前，重点人群家庭医生签约率超 70%。通过“防、筛、诊、治、管、康”全流程服务，区域医疗服务能力与居民健康水平实现“双提升”，患者就医负担减轻，改善了就医体验。糖尿病门诊患者血糖达标率从原来的 15.87% 提升到 33.02%，月人均医疗费用从 1 643 元降至 1 255 元。

（三）医保基金支出增幅降低

1. 诊疗行为不断规范 联动医疗、医保、医药，通过三医联审方平台设置 A/B/C 三大类规则和 285 个细项规则，其中，A 类规则直接拦截；B 类规则提供证据后可提交；C 类规则进行风控提醒，降低基层医生对医保政策、合理用药知识的学习成本，规范医生诊疗行为和习惯，提高诊疗效率，避免医保拒付风险。基层医疗卫生机构建立了严格的内部监管机制，对医疗服务过程进行全程监控，杜绝过度检查、过度治疗等不合理医疗行为。2024 年，审核处方 22.75 万张，干预不合理处方 2 247 张，合格率达 99.01%。

2. 家庭医生签约按人头付费工作不断探索 通过规范诊疗行为、控制医疗成本和开展“健管”工作，在提高服务能力和改善患者健康指标的前提下，2024 年 6—12 月，东丽区家庭医生签约人头累计总额 9.84 亿元，累计结余金额 3 902.13 万元，累计结余率为 3.97%，医保支出增幅降低，提高了医保基金使用效率。

人工智能“智”解基层卫生服务痛点

江苏省张家港市

2021年起，江苏省张家港市启动实施国家家庭医生临床服务能力建设试点项目，打造了具有张家港特色、符合基层实际需要且易于基层医务人员接受的基层医学人工智能助手应用—“智医助理”。目前，“智医助理”在全市200多家基层医疗卫生机构全面集中上线，系统的稳定性、可靠性和便捷性得到了充分验证，千余名基层医务人员熟练掌握系统的应用。“智医助理”每天为基层医疗卫生机构提供超8 000次的智能辅助服务。

一、主要做法

（一）聚焦基层医生能力提升“难点”，解决基层健康服务效能“痛点”

1. 助力提升基层医生诊断水平 基层医生实践经验积累有限，面对较复杂病例时，处理经验不够、转诊能力不足，影响服务质量并增加医疗风险。通过构建智能问诊与智能辅助诊断模型，在一定程度上弥补了基层医生服务能力短板。借助医学人工智能，协助基层医生处理复杂病例，提升诊断准确性，优化转诊服务，更好地保障基层医疗安全。

2. 助力基层医生完善知识结构 “智医助理”让基层医生在诊疗过程中获得更清晰直观的疾病解释和治疗方案，强化健康科普与健康教育效果，提升患者对基层医疗卫生服务的接受度与理解力。

3. 助力基层医生提升信息化应用水平 “智医助理”通过互联互通，打造流畅的交互体验，降低学习成本，并依托智能引导简化操作流程。通过电子健康档案全面归集居民健康数据，帮助基层医生全方位掌握居民健康状况。整合多个系统,帮助基层医生熟练掌握电子病历、数字化随访等医疗信息化手段,全面增强基层信息化应用能力。

(二)聚焦基层管理水平提升“难点”,解决服务质量精准质控“痛点”

1. 建立标准化智能模板与智能审核功能,规范病历书写与用药处方行为,弥补基层医生经验不足,推动形成标准化、同质化的诊疗服务,确保诊疗行为规范,提升基层整体医疗质量的稳定性。

2. 通过监管平台与数据大屏,实现病历与处方的智能质控,精准分析基层医生诊疗过程,减少人工抽查时间与成本,提升管理效率,帮助基层管理者全面掌握诊疗实际情况。

3. 构建高效统一的市级数据智能监管平台,整合分散的数据,实现高效利用,显著提升信息利用效率与数据透明度。市级管理者可以实时掌握各社区卫生服务站的运行情况,动态汇总与分析诊疗数据,从而优化资源统筹与服务配置。

(三)聚焦基层用药安全保障“难点”,解决健康服务覆盖不足“痛点”

1. 建立智能审方模块,通过智能用药提醒与实时风险评估功能,协助基层医生识别药物配伍禁忌、剂量超标等问题,避免用药错误,降低不良反应发生率,从而全面提升用药安全性。

2. 建立智能微信服务,为患者提供个性化的用药提醒与指导服务,尤其针对患有多种慢性病的老年人,帮助其正确服药,减少错服或漏服情况,提升用药依从性与治疗效果。

3. 构建智能语音外呼平台,提供人工智能语音服务,通过自动外呼、个性化教育内容传递等方式,强化健康教育与预防服务。提升居民对医疗服务信任感,显著扩大基层医疗服务覆盖面,实现更优质的服务效果。

二、取得成效

(一)智慧赋能,全面强化家庭医生临床服务能力

系统全面部署应用后,基层医生在开展诊疗服务时,“智医助理”服

务主动进行疾病诊断、处方合理性、规范性提示，极大程度上帮助基层医生开展规范诊疗，有效提升了基层服务能力和质量。截至 2024 年 12 月 3 日，“智医助理” 辅助诊疗系统已协助全市基层医疗卫生机构完成 603 万份电子病历智能审核，推荐 1 354 万余次疾病诊断；智能审核处方 667 万张，提示 118 万次，发现不合理处方 67 万份。系统上线后，基层病历规范率和处方合格率得到整体提升，人工智能在规范基层诊疗行为，提升常见病、多发病诊疗能力，改善基层医疗卫生服务质量上发挥了积极作用。

（二）智慧监管，助力基层医疗管理水平提升

实现基层医疗服务数据定时汇聚，推送至智慧监管系统进行深度分析。通过智慧监管大屏，围绕病历质控、辅助诊断、合理用药等多个角度开展分析，形成 12 项监管指标。智慧监管系统动态监控基层医疗卫生机构的门诊病历质量，主动干预不合理处方，提升处方合格率，辅助管理层精准监管基层医疗服务行为。

（三）创新驱动，基本公共卫生服务提质增效

利用人工智能语音随访系统，以家庭医生群体减负增效为核心，助力家庭医生签约、预防保健、疾病管理、疾病诊疗、疫情防控、群众满意度六方面工作，累计完成了 1 260 万次人工智能语音外呼，开展健康宣教 160.1 万次，家庭医生考核 6 万人次。

（四）深度融合，推动基层减负增效取得实效

全市约 134 万份健康档案均自动生成健康首页。首页包含基本医疗记录和公共卫生、家庭医师签约服务信息，基层医生接诊能直接查看，方便医生更好地进行诊疗决策。全面融合公共卫生和医疗业务，社区医生通过全科医生工作站在接诊时就能进行慢性病、伤害和传染病等疾病报告，同时还提供公共卫生服务任务提醒功能，接诊后能够根据居民诊疗情况自动生成慢性病随访记录和健康教育处方，同时慢性病随访一处录入、多处结果复用，上述融合功能有效减轻了基层医生的工作负担，提升了工作效能。

“数字＋智能”驱动 让基层医疗服务“智”变升级

云南省楚雄彝族自治州南华县

近年来，云南省楚雄彝族自治州南华县坚决贯彻落实新时代党的卫生与健康工作方针，始终以信息化建设为抓手，落实“数字医疗＋人工智能”行动，着力抓好基层数字赋能、智能提速，锐意改革创新，围绕“基层、基础、基本”下功夫，做实织密“一张网、双中心、多融合、强惠民”，不断积蓄和增强发展新动能，把涉及“千家万户、万千百姓的一般病在县级解决，日常疾病在基层解决”的美好愿景一步一步变为现实。

一、主要做法

（一）统一信息系统，实现一网联通

1. 铺设卫生专网　针对长期以来医疗机构信息孤岛、智慧化程度低、便利性不足等痛点问题，积极谋划、精准施策，铺设卫生信息专网至128个村卫生室，打通信息末梢“最后一公里”，确保数据的一致性和完整性，实现县、乡、村三级“一张网”同质管理、一套系统联通共用。

2. 统一信息平台　建成全县统一的“互联网＋诊疗服务”平台，开发小程序、公众号，配置自助一体机13台，通过数字化建设、智能化管理，群众轻点指尖就能完成预约挂号、诊间付费、网上缴费和医保移动支付结算，从原来人工窗口缴费平均等待15分钟降低到自助缴费平均等待不足2分钟，切实改善居民就医体验。

3. 升级“四大”系统　全面升级改造县、乡、村医院信息系统（HIS）、实验室信息系统（LIS）、医学影像存档与传输系统（PACS）、电子病历四大系统，并将所有系统嵌入医共体信息平台，根本性解决了因系统

老旧导致的数据延迟、交互不畅等问题，数据传输效率提升约 60%，实现不同系统间数据的无障碍互通共享，加速了数据在各级医疗机构、各科室之间的流动，为基层群众享受更优质、高效的医疗服务提供了坚实的网络支撑。

（二）建成数据双中心，信息互通减负担

1. 筑牢信息安全防线　采取不同的网络、不同的地点、通过安全等级保护 3 级测评认证等措施，分别在县人民医院、县中医医院建成医共体“双活数据中心”，形成县内异地容灾备份，把医共体 144 家成员单位全部接入数据中心统一管理，确保数据安全的同时，避免了基层医疗卫生机构在信息化建设方面的重复投入和资源浪费，切实减轻基层信息化建设负担。

2. 推进区域中心建设　以检验、病理、心电、影像、眼科、口腔等区域中心建设为抓手，建成全县统一的“检查检验信息系统”，检查检验实时上传，区域中心统一诊断，形成“基层检查、县级诊断、业务协同、实时查阅”的服务模式，实现医生和患者即时调阅查询，县域诊断资源整合利用，检查检验结果共享的同时，为患者减少了不必要的重复检查。

3. 落实检查检验互认　持续优化检验样品接收、流转、检测分析、数据处理、报告出具和结果共享互认等各环节流程，为检验检测精益化管理提供支撑。同时，健全县域内统一的质控体系，推进县域检查检验同质化管理，加强专业技术人员培训，提升检验人员技术水平能力，逐步缩小县乡医疗机构间的检查检验水平差距。2024 年，实现县级医院间检查检验结果互认 75 项，乡镇医疗机构对县级检查检验结果全面互认，全县累计开展检验检查 6.65 万人次，同比下降 5.73%。

（三）多元系统融通，数字化变数“智”化管理

1. 系统管理一体化　将医疗业务中的临床辅助决策系统、医院综合运营管理系统、药品供应链、医保智能预警分析、全省中医馆信息平台、公共卫生、行走的医院、运营管理、财务管理等子系统全面融入医共体信息平台中，实现辅助开方、药耗入库、病种分组、医保监测、双向转诊、远程会诊、互联网医疗等功能，数字化医疗提档升级，以数字化促进医务人员服务能力和效能的提高，以智能化满足群众看病就医的多元需求，为群众提供更为便捷、高效、智慧、可自主选择的医疗服务。

2. 家庭医生签约服务智能化 建成县域智慧公共卫生平台，为12家乡镇卫生院配齐智慧公共卫生随访采集管理系统，实现家庭医生签约服务无纸化办公、规范化管理、全流程可追溯，签约数据实时上传，有效管控“签而不约”行为，实现家庭医生签约服务工作由“数量导向”向“数量和质量相结合”转变。

3. 中医诊疗智慧化 以云南省基层医疗卫生机构中医馆健康信息平台建设为契机，通过业务人员培训、网络联通、业务交互接口改造及联调联试，率先实现中医馆健康信息平台全覆盖，医生仅需输入中医诊断、辨证等关键信息，平台就能智慧化提供准确的经方、验方，还能进行专业的中医体质辨识，让患者享受到快速、优质、贴心的中医诊疗服务。

（四）创新配备设备，远程医疗惠民生

1. 建成“行走的医院”新模式 实施“大病不出县，行走的医院”数字化村卫生室援助项目，所有村卫生室配齐“全科医生助诊包”，改变了村医诊疗“医”靠“老三件”（体温计、听诊器、血压计）的历史，在村卫生室就能开展彩超、血压、心电、血检、尿检等31项远程检查检验，每天为基层医疗卫生机构提供北京、上海等大城市三甲医院100个免费专家号，群众可在田间地头或家中，即可通过远程视频接受三甲医院和县级医院专家的诊疗，变“在院诊疗”为“在线诊疗”，解决了山区群众挂专家号难、看病难、早期发现重症难的问题。

2. 拓展远程微创新技术 建成首都医科大学脑重大疾病标准化防治中心，并成为微创国际医学中心云南省楚雄州首个县域诊疗中心，配置手术机器人、5G手术远程指导信息系统等设备，应用手术机器人联合5G手术远程指导信息系统完成脑部手术25例，实现人工智能、手术机器人先进微创技术普及和应用。

3. 健全急诊急救新网络 建成全省首家“村组5G远程医疗平台”和“健康180”呼叫中心，并与急救120调度中心有机融合，群众关注微信公众号，只要一键呼叫、预约“健康180”，乡村医生按调度通知送医上门，开展健康指导、治疗、转诊等“一站式”服务，遇危急情况由县级医院远程视频指导乡村医生进行现场处置，同时就近就地调度急救资源开展急救。2024年，在村组一级早期及时发现救治心肌梗死、脑梗死等危急重症患者 45 例。

二、取得成效

(一) 转变为民服务理念,变“管病”为“管人”

通过医生多干活,实现数字多跑路,群众少跑腿。从以医生管病为主,转变为以数字赋能提质效、智能参与群众健康,不断转变群众健康观念、健康责任意识,营造“人人为健康、健康为人人”“健康是 1”的良好氛围。2024 年,县域就诊率达 92.08%,同比提高 2 个百分点,患者满意率达 93.87%,同比提高 0.9 个百分点。

(二) 优质资源下沉到村,降低群众就医成本

充分发挥县级统筹作用,积极推进“分布式检查、集中式诊断”的有效服务模式。小步快走推进多元系统融通,建好远程指导系统,提供知名专科、医生预约服务,让村子里的老百姓、大山中的民族兄弟的“求医问药”能及时得到名医专家“把脉问诊”,有了技术“医”靠,切实提高了基层疑难病、重病、大病诊治能力,把基层医疗卫生机构、家庭医生团队组建成群众家门口的好医院、行走的医院,让老百姓收获到实实在在的优惠和健康福利。2024 年,远程会诊 4 141 人次、全科医生助诊包服务 5.99 万人次,群众的吃住行等就医附加成本同比降低 80% 左右。

(三) 以基层“数”“智”建设,撬动服务质量全面提升

医疗卫生“软”“硬”实力迈上新台阶、实现新跨越,2 家县级公立医院创建达标国家推荐标准,3 家二级医院通过二甲复评审,12 家乡镇卫生院服务能力全部达到国家基本标准,2 家中心卫生院达到国家推荐标准。建成中医药适宜技术推广中心网络培训平台,累计培养乡村两级中医药适宜技术推广运用骨干 146 人,线下培训乡村医务人员 410 人次,线上培训 1 036 人次;依托远程医疗系统搭建起与东南大学附属中大医院的远程培训平台,累计组织医务人员参加中大医院业务直播培训 51 期、1 200 余人次,县域诊疗服务能力大幅提升。2024 年,医疗服务性收入占比达 40.79%;药品和耗材集中带量采购金额占比分别达 38.14%、16.77%,同比增长 17.43 个百分点、11.02 个百分点。